François KALENGA LUHEMBWE
Michel KABAMBA NZAJI

Factores de risco para o baixo peso à nascença

François KALENGA LUHEMBWE
Michel KABAMBA NZAJI

Factores de risco para o baixo peso à nascença

Kamina, RDCongo

ScienciaScripts

Imprint

Cover image: www.ingimage.com

This book is a translation from the original published under ISBN 978-620-6-70956-5.

Publisher:
Sciencia Scripts
is a trademark of
Dodo Books Indian Ocean Ltd. and OmniScriptum S.R.L publishing group

120 High Road, East Finchley, London, N2 9ED, United Kingdom
Str. Armeneasca 28/1, office 1, Chisinau MD-2012, Republic of Moldova, Europe
Printed at: see last page
ISBN: 978-620-8-11268-4

QUADRO DE

RESUMO

Introdução: Devido ao seu impacto na morbilidade e mortalidade infantis e às suas implicações para a saúde dos adultos, o baixo peso à nascença é um importante problema de saúde pública na RDC. Este estudo foi realizado no hospital geral de referência de Kamina e teve como objectivos determinar a frequência do BPN na zona de saúde de Kamina e identificar os vários factores que lhe podem estar associados.

Metodologia: Trata-se de um estudo caso-controlo aninhado num estudo transversal que incluiu nados-vivos e não-vivos registados no HGR/Kamina de dezembro de 2022 a julho de 2023. O teste Qui-Quadrado de Pearson foi utilizado para testar a dependência entre a FPN (variável dependente) e as demais variáveis independentes. O nível de significância foi fixado em um valor de $P<0,05$. O Odds ratio (OR) e o seu intervalo de confiança a 95% (IC 95%) foram calculados para determinar a associação entre as variáveis aleatórias. A regressão logística utilizando o método stepwise de Wald foi utilizada para ajustar os Odds Ratios.

Resultados: A incidência de BPN no nosso estudo foi de 14,28%. Os factores de risco para o baixo peso à nascença foram a gravidez indesejada (ORa=32,736; IC95%= [3,361-318,829]; pa=0,003), a hospitalização durante a gravidez (ORa=179,877 ; IC95%= [10,354-10,354]; pa=0,00) e tabagismo passivo da mãe durante a gravidez (ORa=35,869; IC95%= [2,807-458,398]; pa=0,006).

Conclusão: Este estudo demonstrou que, para além dos determinantes fisiológicos que não podem ser modificados, alguns determinantes importantes permanecem acessíveis. Campanhas educativas e de sensibilização bem orientadas e coordenadas sobre as actividades profissionais e o tabagismo passivo das mães durante a gravidez poderiam ter um impacto positivo na melhoria da taxa de natalidade das crianças com peso a menos.

Palavras-chave: Factores de risco, baixo peso à nascença.

ABREVIATURAS E ACRÓNIMOS

BCC: Comunicação sobre mudança de comportamento ANC: Consulta pré-natal

EHS: Environnement d'Hygiène et Sécurité (Ambiente de Higiene e Segurança)

LBW: Baixo Peso à Nascença

Grs: Gramas

HGR: Hôpital Général de Référence (Hospital Geral de Referência)

IC: Intervalo de Confiança

IEC: Informação, Educação, Comunicação Kgrs: Kilo gramas

ITN: Mosquiteiro tratado com inseticida

ODK: Kit de dados abertos

OMS: Organização Mundial de Saúde OR: Odds Ratio

ORa: Odds Ratio ajustado P: Valor de P

PB: Perímetro Braquial

RCA: República Centro-Africana

RCIU: Retardo de crescimento intrauterino

RDC: República Democrática do Congo RVA: Régie des Voies Aériennes (Autoridade das Vias Aéreas)

SA: Semana de amenorreia

SNCC: Société Nationale des Chemins de fer du Congo (Sociedade Nacional dos Caminhos-de-Ferro do Congo)

SP: Sulfadoxina Pirimetamina

SPSS: Pacote Estatístico para as Ciências Sociais

TPI: Tratamento Preventivo Intermitente

UNICEF: Fundo das Nações Unidas para a Infância

EUA: Estados Unidos da América OMS: Organização Mundial de Saúde

DEDICAÇÃO

A vocês, meus queridos pais KALENGA KAMULETE François e TABU MUYUMBA, pelo vosso amor paternal, por me terem dado a vida e por me terem encorajado a continuar os meus estudos, eis o fruto dos vossos sacrifícios.

Dedico este trabalho a todos vós.

François KALENGA LUHEMBWE

PREÂMBULO

No momento em que este trabalho chega ao fim, é um prazer expressar a nossa gratidão a todas as pessoas sem cuja ajuda este trabalho não teria sido possível.

A ti, Deus Eterno Todo-Poderoso, meu escudo, fizeste de mim a árvore abandonada e negligenciada, tornando-me portadora de frutos cativantes e cobiçados entre tantos outros, obrigada, Pai Celestial.

A nossa gratidão vai diretamente para o Reitor da Universidade de Kamina, Professor Ordinário Paulin BANZA LENGE KIKWIKE, pelo seu espírito de gestão; para o Secretário Geral Académico do UNIKAM, Professor Ordinário Georges KASONGO NGWELE, pela coordenação do ensino no UNIKAM.

Ao Professor Dr. Michel KABAMBA NZAJI, orientador e diretor deste trabalho. Sinto-me feliz e orgulhoso por ter estado sob a sua orientação. A minha sincera gratidão. Foi capaz de me acompanhar apesar das minhas muitas exigências. Admiro a sua insistência na importância das provas científicas e o seu conhecimento da saúde materna.

Aos Gestores de Projeto, Dr. Ignace Bwana, Elie Kilolo Umba e Sra. Marie Claire Balela, por me terem orientado sem desânimo. O vosso sentido de precisão foi um contributo inabalável. Estamos gratos pela vossa confiança.

Gostaríamos de agradecer a toda a equipa de gestão da Escola de Saúde Pública pela sua excelente organização do ensino durante este ano académico complicado.

A todos os professores, supervisores e assistentes da Escola de Saúde Pública, por nos terem proporcionado um ensino de qualidade que fez de nós o que somos hoje.

A ti, minha querida e terna Christelle Lenge, pelo teu amor, apego e
a coragem que me demonstraram durante esta fase difícil dos meus estudos universitários.

Aos meus queridos sogros, MONGA KILUMBA Florentin e Chantal KALAMBA KABEYA, pela consideração, apoio e amor que me dedicaram.

À família Makonga, agradecemos a vossa fraternidade. O vosso apoio moral deu-nos uma grande força. Um pensamento especial para as senhoras Francine Makonga, Françoise Makonga, Murielle Makonga, Liliane Makonga e Vanella Makonga.

Aos nossos irmãos e irmãs, Patrice NSEGA, Trésor MWANAGOY, OKITO NGISI,

Emmanuel Kalenga, Esther Kalenga e Joelle Safi pelo seu apoio moral e social.

Aos nossos companheiros de luta, Giresse KABULO, Pierre NDAYA, Billy BULUNGA, Erick Nsensele, Lilly Mijibu, Sabine KADIATA, Lucie MBAYO, Mira MWEMA, Mireille KABANGA, pelos seus conselhos.

François KALENGA LUHEMBWE

INTRODUÇÃO

0.1. Estado da pergunta

[ème]O baixo peso à nascença é um verdadeiro problema de saúde pública no século XXI, uma vez que está associado a uma elevada morbilidade e mortalidade perinatal.

De acordo com a UNICEF (2004), o baixo peso à nascença é definido como um peso à nascença inferior a 2.500g em qualquer fase da gravidez. Trata-se de um grave problema de saúde pública em todo o mundo, sobretudo nos países de baixos rendimentos.

A curto e médio prazo, o baixo peso à nascença predispõe os bebés a uma série de patologias, incluindo a síndrome do desconforto respiratório, infecções, enterocolite necrótica, hidrocefalia e atraso mental (OMS, 2005). Também aumenta o risco de certas doenças na idade adulta, como a doença coronária, a hipertensão arterial, a diabetes tipo 2 e a depressão (Barker DJ & al., 2006).

Vários factores obstétricos têm sido incriminados na génese do baixo peso à nascença a termo, sendo reconhecido o seu impacto na morbilidade e mortalidade infantil: a idade jovem da mãe, o estado nutricional antes da gravidez, o ganho de peso durante a gravidez, a paridade, as doenças infecciosas e parasitárias, o estilo de vida e o trabalho da mãe durante a gravidez são os determinantes frequentemente referidos na literatura. Muitos autores centraram-se nos factores de risco da mãe, embora os factores socioeconómicos não tenham sido adequadamente controlados e o potencial de confusão entre certas variáveis maternas (idade, estado nutricional, paridade, etc.) não tenha sido totalmente tido em conta. (Léger J., 2006).

De acordo com o estudo realizado por Fatima B et al (2013) sobre os factores relacionados com o baixo peso à nascença no hospital de obstetrícia e ginecologia de Sidi BA (Argélia Ocidental), a prevalência de BPN foi estimada em 5,53%. Verificou-se que a prevalência de BPN era mais elevada em mulheres primíparas. Este estudo confirmou a estreita associação entre o baixo peso à nascença e a idade materna entre 20 e 34 anos, a idade gestacional inferior a 37 semanas de gestação e a pontuação APGAR <7, mas também o papel de outros factores como as patologias maternas, nomeadamente a hipertensão arterial e a diabetes gestacional.

Outro estudo conduzido por Ghani H et al, (2015), sobre a etiologia do baixo peso à nascença na República Federal Islâmica das Comores, observou os seguintes resultados: O peso médio dos recém-nascidos foi de 3351,72±561,64g, a frequência de BPN foi estimada em 6%, a altura mais dominante foi entre 48-50 cm, o CP (perímetro cefálico) mais dominante foi entre 34,5-35,6 cm, e 54% dos recém-nascidos tinham um bip entre 91,5-97,6 mm. Os resultados deste estudo mostraram que a idade materna, o intervalo intergenital e a paridade não se correlacionaram com o peso do recém-nascido, respetivamente (R=0,09, R=0,19, R=0,12). Por outro lado, o peso médio do recém-nascido correlacionou-se com a idade gestacional, altura uterina, altura, perímetro cefálico e bip, respetivamente (R= 0,46, R=0,51, R=0,55, R=0,62, R= 0,76).

Contrariamente aos resultados relatados por Miaffo SL (2008), no seu estudo sobre os factores de risco e o prognóstico dos casos de baixo peso à nascença no hospital ginecológico-obstétrico e pediátrico de Yaoundé (Camarões). A prevalência do BPN foi estimada em 13,13%. A proporção de hipotrofos pré-termo foi significativamente mais elevada do que a de hipotrofos de termo, 85,6% contra 14,4% (p<0,001). As raparigas eram a maioria (51,4%) em comparação com os rapazes (48,6%), mas não houve diferença significativa (p=0,892). A idade materna inferior a 20 anos, o baixo nível de escolaridade, a primiparidade, o número de consultas pré-natais inferior a quatro, as gravidezes múltiplas e as patologias maternas como a malária, as infecções urogenitais, a hipertensão arterial e a anemia foram factores que favoreceram a ocorrência de BPN. A mortalidade hospitalar manteve-se muito elevada nos recém-nascidos com BPN, com 37,7%. A maioria das mortes (79,04%) ocorreu no período neonatal precoce. Foram identificados como factores de risco para a mortalidade o peso muito baixo à nascença, a prematuridade muito elevada, a pontuação de Apgar baixa, a transferência extra-muros, o parto em instalações de nível inferior e as gravidezes múltiplas. As infecções neonatais, a prematuridade, a asfixia neonatal e as malformações congénitas foram as principais causas de morte. A duração do internamento hospitalar foi mais longa para os RNMB, com uma média de 9,35 dias em comparação com 4,21 dias para os recém-nascidos de peso normal (Miaffo SL, 2008).

Num estudo de coorte retrospetivo realizado no Malawi por Kalanda, foram estudados os factores de risco para o baixo peso à nascença em relação ao estado antropométrico da mãe. Neste estudo, 1571 mulheres grávidas foram monitorizadas e o seu estado antropométrico foi avaliado através de uma série de medidas. Os seguintes limites foram utilizados para definir o mau estado nutricional: baixa circunferência braquial (BP) (<23cm), baixa estatura (<150 67 cm), baixo peso (<50 Kg) e baixo IMC (<18,5 kg/m²). Numa análise univariada, as mães com baixa estatura e baixo IMC tinham uma probabilidade significativamente maior de dar à luz bebés com baixo peso à nascença [OR=1,67; 1,14-2,45] (Kalanda, 2007).

Eloundou E (2016), no seu estudo sobre os factores de risco que agravam a morbilidade e a mortalidade neonatal no Hospital Gineco-Obstétrico e Pediátrico de Yaoundé, constatou que a prevalência de BPN era de 9,1%. A maioria das crianças nascidas com BPN (75%) tinha sofrido um atraso de crescimento intrauterino. Relativamente à prematuridade, apenas o sexo da criança esteve significativamente associado, mostrando um efeito protetor nos rapazes. Por outro lado, os rapazes estavam em maior risco de BPN do que as raparigas. As mães primíparas e as que apresentavam um estado antropométrico baixo tinham uma probabilidade significativamente maior de dar à luz crianças com BPN, o que se devia principalmente ao RCIU, confirmando que o RCIU é a principal causa de BPN nos países em desenvolvimento. A análise dos factores de risco utilizando o peso à nascença como variável quantitativa obteve resultados semelhantes e revelou também um efeito negativo independente da baixa estatura da mãe (<155 cm). O investigador não encontrou qualquer efeito da infeção placentária por malária ou da anemia materna. As crianças que nasceram com BPN, as que nasceram com RCIU e as que nasceram de mães com deficiências nutricionais apresentaram um atraso no crescimento linear. O autor também demonstrou que o baixo peso à nascença e o baixo estado antropométrico materno estavam significativamente associados à magreza. A morbilidade por malária não foi associada ao desenvolvimento estaturo-ponderal. As boas práticas alimentares, evidenciadas por uma boa pontuação IYCF, foram acompanhadas por uma corpulência correta, enquanto estavam paradoxalmente associadas a um atraso no crescimento linear. Finalmente, na sua coorte, os rapazes cresceram menos do que as raparigas. A deficiência nutricional materna (baixo estado antropométrico ou baixa estatura) foi implicada na ocorrência de BPN.

A fim de identificar os factores de risco obstétrico associados ao baixo peso à nascença nas zonas rurais do Sahel, Patrick Kabore et al realizaram um estudo transversal no centro-norte do Burkina Faso e identificaram 1013 recém-nascidos de uma única gravidez de termo. Após o ajustamento para factores socioeconómicos, a primiparidade (OR=2,8), os vómitos gestacionais (OR=3,4), o trabalho rural (OR=3,3), uma carga de trabalho pesada durante a gravidez (OR=1,6) e o parto domiciliário sem assistência (OR=2,1) foram os factores significativamente associados ao baixo peso à nascença, apesar de o número de consultas pré-natais não conferir qualquer vantagem preventiva contra o baixo peso à nascença. O estudo mostrou a necessidade de redefinir o conteúdo e os procedimentos do acompanhamento da gravidez, incluindo a gestão adequada dos vómitos gestacionais, e de sensibilizar o público para a necessidade de aliviar a carga de trabalho das mulheres grávidas (Kabore P, et al., 2007).

Foram igualmente efectuados estudos semelhantes na República Democrática do Congo, a exemplo do estudo realizado em Lubumbashi por Makinko IP. et al. que revelou uma incidência de 13,0% de BPN. 18,7% eram muito prematuros. O extremo baixo peso à nascença representou 5,6% dos casos e o muito baixo peso à nascença 21,2%. [ème]Os investigadores observaram que o índice de Apgar aos 5 minutos (OR ajustado=2,4 [1,2-4,6]), a reanimação à nascença (OR ajustado=3,9 [2,4-6,5]) e a morte neonatal precoce (OR ajustado=10,3 [3,4-31,1]) estavam significativamente associados ao BPN. Verificaram também que a mortalidade diminuía à medida que o peso à nascença e a idade gestacional aumentavam, com uma diferença estatisticamente significativa ($p<0,0001$) (Makinko IP. et al., 2016).

Também em Lubumbashi, de acordo com o estudo realizado por Kabamba NM et al (2015) sobre o modelo preditivo de baixo peso à nascença em Lubumbashi, o tabagismo passivo e a falta de vontade das mulheres em engravidar foram significativamente associados à ocorrência de baixo peso à nascença, com Odds Ratios ajustados de 4,28 (IC 95%: 1,85 - 9,93) e 3,91 (IC: 2,20-6,95) respetivamente. A hospitalização e a morbilidade durante a gravidez, bem como uma dieta insuficientemente variada, foram também reconhecidos como factores explicativos da ocorrência de baixo peso à nascença. No entanto, os autores observaram que uma alimentação suficiente durante a gravidez e um perímetro braquial > 24 cm eram factores protectores contra a ocorrência de baixo peso à nascença, com ORs ajustados de 0,13 (IC 95%: 0,07-0,27) e 0,82 (IC: 0,73-0,91), respetivamente.

Em Kamina, foi realizado um estudo semelhante num contexto semi-rural por Bwana KI et al (2010), sobre os factores de risco para o baixo peso à nascença na zona semi-rural de Kamina. Este estudo registou uma prevalência de BPN de 14,3%. De acordo com a mesma fonte, os factores associados ao BPN foram a idade materna inferior a 18 anos (OR=7,62, IC=3,46-16,8) e superior a 35 anos (OR=2,04;IC=0,91-4,46), primiparidade (OR=2,48;IC=1,18-5.21) e a não comparência às consultas pré-natais (OR=5,50;IC=2,00-15,03), a prematuridade com uma gravidez de menos de 37 semanas de amenorreia, a gravidez múltipla (OR=30,94) e o sexo feminino do recém-nascido.

0.2. Questões

O baixo peso à nascença (BPN) é um importante problema de saúde pública, tanto nos países desenvolvidos como nos países em desenvolvimento, devido à sua dimensão e à forte associação com a morbilidade e a mortalidade infantis (OMS, 2010).

Todos os anos, mais de 20 milhões de crianças nascem com peso inferior a 2.500g. Isto representa 17% de todos os nascimentos no mundo em desenvolvimento. Os bebés com baixo peso à nascença correm o risco de morrer nos primeiros meses ou anos de vida. Os que sobrevivem correm o risco de ter um sistema imunitário deficiente e, mais tarde, de contrair mais facilmente doenças crónicas como a diabetes e as doenças cardíacas (Unicef 2017). Segundo a mesma fonte, o baixo peso à nascença é responsável pela morte de 9,1 milhões de crianças por ano em todo o mundo, representando a principal causa de mortalidade perinatal e infantil (UNICEF, 2017).

A prevalência do baixo peso à nascença diminuiu ligeiramente, de 25 milhões em 1998 para quase 20 milhões em 2004, distribuída da seguinte forma: 7,8 milhões só na Índia; 5,3 milhões na Ásia (excluindo a Índia); 4,3 milhões em África; 1,2 milhões na América e nas Caraíbas e 1,1 milhões na China (UNICEF, 2004). Nos países desenvolvidos, a média é de cerca de 7%, metade da registada nos países com baixos rendimentos (19%). A Ásia ocupa o primeiro lugar, seguida de África (UNICEF, 2004).

Na Europa, de acordo com estudos realizados pela Organização Mundial de Saúde, a percentagem de bebés com baixo peso à nascença nas regiões industrializadas é de cerca de 6,4%: 7% em França, 7% na Alemanha e 8% na Bélgica. A Europa do Norte vem em segundo lugar: Dinamarca 5%, Noruega 5%. Segue-se a Europa de Leste, com 5% na Ucrânia, 6% na Rússia e, finalmente, a Europa do Sul, com 8% em Portugal (UNICEF, 2006).

Nas Américas, esta percentagem sobe para 10%, com 2% e 8%, respetivamente, para Canadá e Estados Unidos da América (ONU, 2009).

Apesar dos esforços desenvolvidos, a África continua a ter a segunda taxa mais elevada, com uma incidência de baixo peso à nascença ainda superior à norma estabelecida pela Organização Mundial de Saúde, que é inferior a 10%. O Norte de África parece ser o mais afetado, com 15,3%. Na África Ocidental, nomeadamente no Senegal, um estudo realizado pela Organização Mundial de Saúde revela uma taxa de 18%. Na África Central, os estudos revelaram uma incidência de 14% no Gabão, 14% na RCA, 17% no Chade e 11% nos Camarões (EDS/Afrique, 2014).

Na RDC, os resultados obtidos por Milabyo em Maniema durante o período de 2003-2004 mostraram que a proporção de baixo peso à nascença não é globalmente diferente da dos países em desenvolvimento, e continua a ser mais elevada, 27% (Milabyo, 2006).

A província de Haut-Lomami, a nossa área de estudo, não escapou a esta situação alarmante. De acordo com estatísticas recentes fornecidas por Ignace Bwana Kangulu et al (2010), a prevalência de baixo peso à nascença foi estimada em 14,3%. Perante esta preocupação constante com o problema do baixo peso à nascença, surgiram várias questões, mas vamos concentrar-nos nas principais:

- Qual é a prevalência de baixo peso à nascença na zona de saúde de Kamina?
- Quais são os factores de risco para o baixo peso à nascença na zona de saúde de Kamina?

0.3. Objectivos do estudo

03.1. Objetivo

O objetivo geral deste estudo é contribuir para melhorar a saúde dos mãe e filho através de uma educação sanitária adequada.

03.2. Objectivos específicos

Especificamente, este estudo tem por objetivo :

- Determinar a frequência do baixo peso à nascença na zona de saúde de Kamina;
- Determinar a relação entre o peso da criança à nascença e as várias caraterísticas das mães e dos recém-nascidos envolvidos neste estudo;
- Identificar os vários factores que podem estar associados ao baixo peso à nascença na zona de saúde de Kamina.

0.4. Hipótese

Existe uma associação estatisticamente significativa entre o baixo peso à nascença e as caraterísticas sócio-demográficas, factores nutricionais, dados sócio-económicos, patologias durante a gravidez, hábitos tóxicos, determinantes distais e as caraterísticas do recém-nascido.

0.5. Escolha e interesse do tema

Este tema foi escolhido porque a prevalência do baixo peso à nascença continua a ser elevada na República Democrática do Congo, como na maioria dos países em vias de desenvolvimento, embora certos factores de risco sejam totalmente evitáveis se forem bem conhecidos. Tendo isto em conta, decidimos realizar um estudo sobre os factores de risco do baixo peso à nascença, a fim de identificar esses factores.

Pessoalmente, este trabalho permitir-nos-á aprofundar os nossos conhecimentos sobre baixo peso à nascença.

Para os cientistas, este trabalho constituirá um espelho de documentação muito rico e necessário que os ajudará a completar as investigações, e que este trabalho será para eles um modelo a seguir e os resultados deste estudo podem ser-lhes úteis para alargar as suas ideias neste domínio.

Por último, este estudo alertará as autoridades sanitárias e políticas para a necessidade de pôr em prática estratégias e políticas para melhorar a saúde da mãe e do filho.

0.6. Metodologia

Este é um estudo de caso-controlo aninhado num estudo transversal que incluiu nascimentos vivos e não vivos registados no hospital geral de referência de Kamina de dezembro de 2022 a julho de 2023. Os dados foram recolhidos através de um questionário pré-estabelecido complementado por uma entrevista com as parturientes em causa.

0.7. Delimitação

Este trabalho foi realizado na República Democrática do Congo, na província de Haut-Lomami, na cidade de Kamina e na zona sanitária de Kamina, mais concretamente no hospital geral de referência de Kamina, durante um período compreendido entre dezembro de 2022 e julho de 2023.

0.8. Subdivisão dos trabalhos

Para além da introdução, da conclusão e das sugestões, este trabalho está dividido em duas partes principais: a primeira parte trata da abordagem teórica e é composta por um capítulo, incluindo : A segunda parte centra-se nos aspectos práticos e é composta por quatro capítulos, incluindo: Apresentação do ambiente de pesquisa; materiais e métodos; resultados e discussão dos resultados.

Parte I: Considerações teóricas

CAPÍTULO I. INFORMAÇÕES GERAIS SOBRE O BAIXO PESO À NASCENÇA

I.1. DEFINIÇÃO DE CONCEITOS-CHAVE

- **Risco:** A possibilidade de ocorrência de um acontecimento indesejável, a probabilidade de ocorrência de um perigo (Kermisch, 2011).

- **Fator de risco:** Qualquer atributo, caraterística ou exposição de um indivíduo que aumente a probabilidade de desenvolver uma doença ou sofrer uma lesão" (OMS, 2013).
- **Baixo peso à nascença:** O baixo peso à nascença é definido como um peso à nascença inferior a 2.500g, independentemente do termo da gravidez. Trata-se de um grave problema de saúde pública em todo o mundo, sobretudo nos países com baixos rendimentos (UNICEF, 2004).

I.2. NOÇÕES SOBRE O BAIXO PESO À NASCENÇA

A definição de baixo peso à nascença foi adoptada pela primeira Assembleia Mundial de Saúde, em 1948, como um peso à nascença inferior ou igual a 2500 grs. Esta definição foi revista na 29ª Conferência Mundial de Saúde, em 1976, e atualmente considera-se que uma criança com baixo peso à nascença é um recém-nascido cujo peso à nascença é rigorosamente inferior a 2500 gramas (Makki, 2002).
De acordo com o valor do peso à nascença, a Organização Mundial de Saúde (OMS) distingue três categorias de falta de peso (OMS, 1975):
- Baixo peso à nascença: peso à nascença inferior a 2500 grs (até 2499 grs incluído)
- Muito baixo peso à nascença: inferior a 1500 grs (até 1499 grs inclusive)
- Peso extremamente baixo à nascença: inferior a 1000 grs (até 999 grs inclusive).

O baixo peso à nascença resulta de duas situações:
- parto prematuro, ou seja, parto antes de 37 semanas completas de amenorreia (De Onis et al., 1998).

- atraso de crescimento intrauterino (RCIU), ou seja, parto a termo com peso ao nascer inferior a 2.500g, resultando no nascimento de recém-nascidos pequenos para a idade gestacional. No nosso estudo, estes correspondem ao grupo de bebés designados por hipotróficos.

I.2.2. Factores associados ao baixo peso à nascença

Na ausência de informações precisas sobre as causas intrínsecas do baixo peso à nascença, foi desenvolvida uma vasta gama de informações sobre os factores de risco ou factores cuja presença numa mulher é indicativa de uma maior probabilidade de dar à luz um bebé com baixo peso à nascença.

I.2.2.1. A corrida

Os bebés negros têm duas vezes mais probabilidades de pesar menos de 2500 g à nascença do que os bebés brancos (Shiono, Klebanoff, Graubard, Berendes, & Rhoads, 1986). Alguns autores sugeriram que a idade da mãe, e não a sua raça, é responsável por esta diferença de peso à nascença entre negros e brancos. As mães negras são frequentemente mais jovens do que as mães brancas à nascença. No entanto, quando se comparam os pesos à nascença de mães de raças diferentes mas da mesma idade, a diferença de peso observada anteriormente persiste em todos os grupos etários (Starfield et al., 1991).

O mesmo acontece quando são tidos em conta outros parâmetros, como o nível de educação. (Kessel, Kleinman, Koontz, Hogue, & Berendes, 1988) e (Collins, Derrick, Hilder, & Kempley, 1997), depois de corrigirem os enviesamentos das condições sociais e dos factores demográficos, concluíram que os indivíduos de raça negra têm uma taxa mais elevada de morte fetal e um risco mais elevado de dar à luz bebés prematuros ou com atraso de crescimento intrauterino. Esta disparidade racial no peso à nascença não se deve ao estatuto socioeconómico. A raça e o estatuto socioeconómico têm efeitos independentes na taxa de baixo peso à nascença (Hulsey, Levkoff, & Alexander, 1991). Este fenómeno pode levar-nos a pensar que os factores genéticos desempenham um papel no peso à nascença.

I.2.2.2. Idade

As mães adolescentes (com menos de 20 anos na altura do parto) e as mães com mais de 35 anos têm as taxas mais elevadas de baixo peso à nascença, em comparação com as mães com idades compreendidas entre os 20 e os 30 anos. Mas outros estudos demonstraram que a idade, por si só, não explica o baixo peso à nascença. Os investigadores ainda não concordam que a idade jovem da mãe seja, por si só, um fator determinante da prematuridade ou do atraso de crescimento intrauterino (Kramer, 1987). Estas mães adolescentes têm frequentemente outros factores que aumentam o risco de dar à luz bebés com baixo peso: raça negra, baixo nível socioeconómico, baixa estatura, baixo nível de educação, ausência ou inadequação dos cuidados de saúde pré-natais. Parece cada vez mais claro que a idade é um fator de risco social e não biológico, exceto no caso de adolescentes muito jovens (Hediger, Scholl, Schall, & Krueger, 1997). Assim, os problemas associados à gravidez na adolescência são o resultado de circunstâncias psicossociais e económicas e não biológicas (Turner, Grindstaff, & Phillips, 1990). Quando as adolescentes grávidas são propensas a problemas médicos, a falta de cuidados de saúde pré-natais, a má nutrição e o número de gravidezes, mais do que a idade em si, podem aumentar os riscos (Wadhera & Millar, 1997).

I.2.2.3. Estatuto socioeconómico

Os factores sociais e a doença estão inegavelmente ligados (Liu et al., 2011). Um nível socioeconómico baixo, expresso em termos de classe social, rendimento e nível de educação, está claramente associado a um risco acrescido de parto de um bebé com baixo peso à nascença (Alexander & Korenbrot, 1995). A literatura mostra que certos factores que aumentam o risco de baixo peso à nascença se encontram em conjunto em indivíduos de classe socioeconómica baixa. Estes factores incluem o tabagismo, a subnutrição, as complicações obstétricas como a hipertensão, a pré-eclampsia, as infecções genitais e o acesso limitado aos cuidados pré-natais. O estatuto socioeconómico representa a soma de vários factores que, individualmente, aumentam o risco de baixo peso à nascença (Kogan MD, 1995). No Canadá, os bebés com baixo peso à nascença são 1,4 vezes mais comuns nas famílias pobres do que nas famílias ricas. Estudos realizados nos Estados Unidos e noutros países mostraram que a taxa de baixo peso à nascença diminui com o aumento do estatuto socioeconómico. Isto é verdade quando tomamos em consideração os seguintes factores socioeconómicos
Estes incluem o trabalho, o rendimento e o nível de educação do pai e/ou da mãe (Alexander & Korenbrot, 1995).

Ainda não é claro de que forma o estatuto socioeconómico determina o peso à nascença. No entanto, afirma-se que a pobreza, que está associada a cuidados de saúde reduzidos, má nutrição, baixos níveis de educação e um ambiente de vida inadequado, pode ser responsável pelo aumento do risco (Klerman, 1991). O baixo estatuto socioeconómico está também fortemente associado a outros factores de risco, como o comportamento das mulheres e a raça. Para além das consequências da pobreza, há ainda o stress e a ansiedade causados pelo aumento do trabalho físico, o isolamento, a falta de apoio social, a doença e a frequência dos partos (Chomitz, Lieberman, & Cheungl, 1992). (Sprague & Steward, 1998) concluem que as mulheres com maior probabilidade de dar à luz crianças com baixo peso são também as que têm menos recursos para cuidar delas.

I.2.2.4. Riscos relacionados com factores médicos e obstétricos

Estes riscos podem ser divididos em dois grupos: os que podem ser detectados antes da gravidez, como as doenças crónicas da mãe, e os que só podem ser detectados durante a gravidez, como as infecções da placenta.

1. Pré- eclâmpsia

A pré-eclâmpsia é uma complicação da gravidez que ocorre durante o terceiro trimestre. Caracteriza-se por hipertensão arterial e manifestações renais (proteinúria e edema) que ocorrem num rim previamente intacto, desaparecendo sem recorrência após o parto e causando graves perturbações maternas e fetais. Estudos realizados nos anos 70 nos Estados Unidos mostraram que 27% dos casos de atraso de crescimento intrauterino podem ser devidos à hipertensão arterial, à pré-eclâmpsia e à doença vascular crónica da mulher grávida (Low & Galbraith, 1974). No entanto, a hipertensão crónica sem proteinúria não se correlaciona com um mau resultado da gravidez (Carroli, Rooney, & Villar, 2001). As mulheres multíparas com antecedentes de hipertensão induzida pela gravidez têm mais probabilidades de voltar a desenvolver hipertensão do que as que não têm esses antecedentes. As mulheres com antecedentes familiares de obesidade têm maior probabilidade de desenvolver hipertensão induzida pela gravidez. As mulheres nulíparas têm duas vezes mais probabilidades de desenvolver hipertensão induzida pela gravidez do que as mulheres multíparas. No entanto, nenhum destes factores, considerados separadamente ou em combinação (nem a classe socioeconómica nem os factores alimentares), pode prever de forma fiável quem irá desenvolver hipertensão induzida pela gravidez (Rooney, 1992).

2. diabetes

As mães diabéticas dão frequentemente à luz crianças demasiado grandes para a sua idade gestacional, mas a doença pode também provocar partos prematuros ou atrasos de crescimento intrauterino. Foi demonstrado que um controlo inadequado da gravidez de uma mulher diabética pode contribuir para o nascimento de crianças com baixo peso à nascença ou com anomalias congénitas. Um excelente controlo destas mulheres desde as primeiras semanas de gravidez reduziria o risco de atraso de crescimento intrauterino (Lassmann-Vague V, Basdevant A, 1996).

3. *História obstétrica*

A informação sobre as gravidezes anteriores da mulher grávida é de importância vital para prever o peso à nascença do feto. Estudos efectuados na Noruega, entre 1967 e 1973, mostraram que o nascimento de uma criança com baixo peso na primeira gravidez é um indicador poderoso das probabilidades de nascimento de uma criança com as mesmas caraterísticas na gravidez seguinte. Além disso, o intervalo de tempo entre duas gravidezes também afecta o baixo peso à nascença. O risco é muito elevado para um intervalo inferior a 6 meses. Deve sublinhar-se que um intervalo curto entre duas gravidezes não está associado ao risco de nascimento de bebés com baixo peso à nascença quando a gravidez anterior resultou num aborto espontâneo (Bakketeig & Magnus, 1992).

4. *Gravidez múltipla*

As gravidezes que resultam no nascimento de gémeos, trigémeos ou mais correm o risco de ter um baixo peso à nascença. Os gémeos têm 11 vezes mais probabilidades de nascer com baixo peso do que os filhos únicos. De facto, as mulheres com gravidezes múltiplas são mais propensas à hipertensão e à anemia (Papiernik & Keith, 1990).

5. *Infecções genitais*

Uma multiplicidade de infecções está associada ao nascimento prematuro e ao atraso do crescimento intrauterino. As infecções do trato urinário e as infecções urogenitais por micoplasma são as mais comuns. O papel de certos agentes infecciosos no nascimento de uma criança com baixo peso está estabelecido. Para outros, a associação ainda não é clara. A maioria destas infecções pode ser prevenida ou tratada para reduzir o risco de baixo peso à nascença (Kass EH, Mc Kuhn, 1981).

6. *Doenças tropicais*

Muitas doenças tropicais comuns, como a malária, a esquistossomose, a helmintíase intestinal e a filariose, têm um impacto importante na saúde reprodutiva.

a. *malária*

A infeção por paludismo durante a gravidez é um grande problema de saúde pública em todas as regiões tropicais e subtropicais. Em 1998, calcula-se que tenham ocorrido 300-500 milhões de casos de paludismo, com 1.500.000-2.700.000 mortes, incluindo 1.000.000 crianças com menos de cinco anos (Aubry P, 2003).

Na maioria das zonas endémicas, as mulheres grávidas são o principal grupo de adultos mais vulneráveis à doença. O fenómeno foi estudado principalmente na África Subsariana, que representa 90% do fardo global da morbilidade e mortalidade relacionadas com o paludismo (OMS, 2003). Todos os anos, ocorrem pelo menos 30 milhões de gravidezes entre mulheres que vivem em regiões maláricas da África, a maioria das quais reside em zonas de transmissão relativamente estável. Além disso, as estimativas mostram que, todos os anos, pelo menos 24 milhões de mulheres grávidas correm o risco de contrair paludismo na África (Steketee, Wirima, Slutsker, Heymann, & Breman, 1996). As mulheres grávidas correm maior risco de desenvolver infeção por paludismo do que as mulheres não grávidas, uma vez que a gravidez reduz o poder imunitário da mulher. A taxa de mortalidade da malária cerebral em mulheres grávidas é de cerca de 50%.

Durante a gravidez, este fardo é atribuível ao Plasmodium falciparum, que é a espécie mais comum em África. Os efeitos dos outros três parasitas da malária humana (P. vivax, P. malaria, P. ovale) são menos evidentes. De acordo com as estimativas, o paludismo em África é responsável por 15% da anemia materna, 35% do baixo peso "evitável" à nascença e 5% das mortes neonatais (Wardlaw, 2004).

Foi demonstrada uma associação entre a infeção placentária por P. Falciparum e o baixo peso à nascença, que é mais acentuada em bebés primigestas (Matteelli, Caligaris, Castelli, & Carosi, 1997). De um ponto de vista fisiopatológico, pensa-se que a infeção placentária reduz a transferência de nutrientes e de oxigénio (Mireille, 2004). A malária também contribui para o baixo peso à nascença devido à anemia que provoca na mãe (Shulman, 1999). A anemia materna devida à malária durante a gravidez ocorre através de vários mecanismos. O principal mecanismo é a hemólise durante o ciclo esquizogónico e a destruição dos eritrócitos parasitados. Uma resposta autoimune também está envolvida na destruição de eritrócitos não parasitados. Foi também demonstrada uma redução na produção de glóbulos vermelhos, que se pensa dever-se a uma diminuição dos seus precursores (Menendez, Fleming, & Alonso, 2000).

Os sintomas e complicações do paludismo durante a gravidez diferem consoante a intensidade da transmissão e o nível de imunidade adquirido pela mulher grávida (Menendez, 1995). Embora os dois contextos de transmissão abaixo sejam apresentados como dois quadros epidemiológicos distintos, na realidade, a intensidade da transmissão e o nível de imunidade das mulheres grávidas variam de um extremo ao outro do espetro, dado que as condições num mesmo país não são necessariamente idênticas (Bouvier et al., 1997):

- Em zonas de baixa transmissão do paludismo, as mulheres grávidas não adquiriram um nível elevado de imunidade e geralmente ficam doentes quando infectadas com *P. falciparum*. Têm duas a três vezes mais probabilidades de desenvolver uma doença grave em consequência da infeção por paludismo do que as mulheres não grávidas que vivem na mesma zona. A mortalidade materna pode resultar quer diretamente do paludismo (forma grave) quer indiretamente de anemia grave relacionada com o paludismo. Além disso, a infeção por paludismo é suscetível de causar uma série de efeitos nocivos: aborto espontâneo, morte neonatal e baixo peso à nascença devido a atraso de crescimento intrauterino.

- Em zonas de transmissão elevada e moderada do paludismo, incluindo a maior parte da África Subsariana, a maioria das mulheres desenvolveu imunidade suficiente para que a infeção por *P. falciparum* não provoque febre ou outros sintomas clínicos, mesmo durante a gravidez. Nestas zonas, a infeção por paludismo caracteriza-se principalmente pelo aparecimento de anemia secundária e pela presença de parasitas na placenta. As deficiências nutricionais que daí resultam para o feto contribuem para o baixo peso à nascença e são uma das principais causas de uma sobrevivência e desenvolvimento infantis muito fracos. Nestas zonas de elevada transmissão da malária, pensa-se que a infeção por *P. falciparum* durante a gravidez é responsável por 10.000 mortes maternas por ano, 8-14% dos casos de baixo peso à nascença e 3-8% das mortes infantis (Mireille, 2004).

Para reduzir a incidência da infeção por paludismo nas mulheres grávidas e nos seus bebés, a OMS recomenda uma abordagem integrada em três vertentes (Nadège & Elisha, 2004):

- Tratamento preventivo intermitente (TPI): consiste em administrar a todas as mulheres grávidas pelo menos duas doses de tratamento preventivo com um antimalárico eficaz durante as consultas pré-natais regulares. A segurança, a relação custo-eficácia e a eficácia desta abordagem foram verificadas. Uma avaliação do tratamento preventivo intermitente efectuada no Malavi mostrou que este foi acompanhado de uma redução das infecções da placenta (de 32 para 23%).

O número de casos de baixo peso à nascença baixou de 23% para 10%. Mostrou também que 75% de todas as mulheres grávidas utilizariam este tratamento se lhe fosse oferecido (RBM, 2001). Foram aprovados vários medicamentos para a prevenção da malária em mulheres grávidas (RBM, 2001). Estes incluem a cloroquina, a laméfloquina e os antifolatos em combinação com antifolínicos. Atualmente, a Sulfadoxina-Pirimetamina (SP) é o medicamento de primeira escolha para este tratamento. A prevenção consiste na administração de uma dose terapêutica completa durante o segundo e terceiro trimestres, no âmbito de uma consulta pré-natal.

- Mosquiteiros tratados com inseticida (MTI): reduzem o número de casos de malária e a taxa de mortalidade das mulheres grávidas e dos seus filhos. Um estudo realizado numa zona de elevada transmissão no Quénia revelou que as mulheres que dormiam todas as noites durante a gravidez debaixo de um mosquiteiro tratado com inseticida tinham quatro vezes menos bebés prematuros ou com baixo peso à nascença. A utilização de um mosquiteiro tratado com inseticida também beneficia os bebés que dormem com as mães, reduzindo a sua exposição ao paludismo (ter Kuile et al., 2003). Gestão eficaz dos ataques de paludismo: em zonas de transmissão baixa ou intermitente, as mulheres grávidas têm pouca imunidade ao paludismo e têm duas a três vezes mais probabilidades de contrair uma forma grave da doença do que as mulheres que não têm imunidade. Nestas regiões, o tratamento rápido das mulheres grávidas que apresentam febre ou um ataque de paludismo é a principal estratégia de tratamento (OMS, 2003).

b. Outras doenças tropicais

A subnutrição ou a anemia provocadas por vermes intestinais podem dificultar e agravar a gravidez. Não é raro que a anemia nutricional em mulheres infestadas por vermes intestinais seja diagnosticada pela primeira vez durante a gravidez. A helmintíase intestinal é causada por vermes transmitidos principalmente através da ingestão de alimentos contaminados. Os três parasitas mais importantes são : Ascariasis lumbricoides, Trichuris trichura e ancilostomídeos. Cerca de 250 milhões de pessoas estão infetadas com Ascariasis lumbricoides, que mata 60.000 delas todos os anos. Estima-se que os ancilóstomos infectem mil milhões de pessoas em todo o mundo, incluindo cerca de 44 milhões de mulheres grávidas. As taxas de prevalência variam entre 10-20% em zonas secas e mais de 80% em zonas rurais tropicais húmidas e chuvosas (Steketee et al., 1996).

De acordo com estudos efectuados no Nepal (mulheres grávidas) e em Zanzibar (mulheres não grávidas), a erradicação das infecções por ancilostomídeos na população estudada poderia evitar 41-56% da anemia moderada a grave (Stoltzfus, Dreyfuss, Chwaya, & Albonico, 1997).Para além dos vermes intestinais, as doenças diarreicas e as infecções respiratórias são muito comuns entre as mulheres grávidas nas zonas tropicais e têm um grande impacto no atraso do crescimento intrauterino. Estas condições podem reduzir o peso à nascença em até 45g (Kramer, 1987).

7. ***Factores nutricionais da mãe***

Estudos prospectivos e retrospectivos mostram agora que a má nutrição materna na conceção e uma nutrição inadequada durante a gravidez podem levar a um atraso no crescimento intrauterino (Nadège & Elisha, 2004).

Nos países pobres, os principais factores determinantes do baixo peso à nascença devido ao atraso de crescimento intrauterino são de ordem nutricional: estado nutricional inadequado da mãe antes da conceção, baixa estatura e baixo peso (principalmente devido à subnutrição durante a infância) e estado nutricional deficiente durante a gravidez (baixo ganho de peso durante a gravidez devido a uma ingestão alimentar inadequada em termos de quantidade e/ou qualidade). Os países com uma elevada taxa de baixo peso à nascença têm também uma elevada percentagem de mulheres que sofrem de deficiência energética crónica e um grande número de crianças subnutridas (OMS, 1997).

A nutrição da mãe durante a gravidez é especialmente importante. De facto, o baixo ganho de peso durante a gravidez pode explicar 14% dos baixos pesos à nascença devidos a atraso de crescimento intrauterino, e esta taxa pode atingir 18,5% em populações com uma elevada prevalência de baixa estatura materna (Shetty PS, 1986). (Kramer, 1987) efectuou uma meta-análise sobre o ganho de peso durante a gravidez associado à nutrição. Verificou que, nas mães cujo peso inicial era baixo, o aumento de peso durante a gravidez reduzia significativamente o risco de dar à luz um bebé com baixo peso à nascença. Ensaios recentes demonstraram que a toma de suplementos de zinco, folato e magnésio, bem como de proteínas e energia durante a gravidez, pode prevenir o baixo peso à nascença (De Onis et al., 1998).

8. Álcool

A investigação sobre o consumo de álcool durante a gravidez coloca uma série de dificuldades. São utilizados vários critérios para definir os conceitos de alcoolismo, consumo excessivo e consumo moderado. Para além disso, é muitas vezes difícil distinguir o consumo constante de pequenas quantidades de álcool do consumo irregular mas excessivo (Sprague & Steward, 1998). De acordo com (Newman, 1986), os filhos de bebedores pesados (duas a quatro bebidas por dia) têm frequentemente problemas neonatais, incluindo baixo peso à nascença. Os efeitos do álcool são provavelmente proporcionais à quantidade consumida (Windham, Fenster, Hopkins, & Swan, 1995). (Virji, 1991) encontrou uma diferença de peso de 120 g entre os bebés de bebedores moderados e os de não bebedores. As mulheres que bebem grandes quantidades de álcool correm o risco de dar à luz crianças que sofrem de síndroma alcoólica fetal ou de outras deficiências. O atraso no crescimento intrauterino é uma das consequências nefastas desta síndrome (Chomitz et al., 1992).

Para além disso, (Faden VB, Graubard BI, 1997) relataram um risco muito elevado de baixo peso à nascença em crianças de mães dependentes de álcool. O álcool atravessa a placenta sem dificuldade e atinge o feto em concentrações equivalentes às presentes no sangue da mãe. No entanto, os efeitos nocivos do álcool podem ser sentidos mais cedo no feto do que na mãe, onde são menos perceptíveis, especialmente durante a primeira metade da gravidez (Driscoll, Streissguth, & Riley, 1990). Mesmo quando não causa as principais anomalias associadas à síndrome alcoólica fetal, o álcool pode ter repercussões no crescimento intrauterino. A disfunção placentária e a intoxicação direta são duas das muitas repercussões do consumo de álcool (Virji, 1991).

9. Fumar

O tabagismo materno é o fator de risco evitável mais indiscutível, incluindo o tabagismo passivo (Rubin, Krasilnikoff, Leventhal, Weile, & Berget, 1986). De facto, a relação entre o tabagismo e o baixo peso à nascença foi demonstrada em estudos realizados em todo o mundo sobre mais de meio milhão de nascimentos (Sprague & Steward, 1998). O tabagismo contribui para o baixo peso à nascença ao provocar um atraso do crescimento intrauterino (risco duas a três vezes maior nos fumadores) e, em menor grau, a prematuridade (risco 1,2 a 1,5 vezes maior), segundo (Mainous & Hueston, 1994), (Aaronson & Macnee, 1991) e (Wu Wen et al., 1990). Nos recém-nascidos de baixo peso, os autores demonstraram que o tabagismo provoca uma variação do peso à nascença de, pelo menos, 150 a 200 grs (Kline, Stein, & Hutzler, 1987) e 153 grs (Frank, Mcnamee, Hannaford, & Kay, 1994). Os efeitos nocivos do tabaco no peso do recém-nascido são proporcionais à quantidade de cigarros fumados (Hebel, Fox, & Sexton, 1988). O risco de baixo peso à nascença, tendo em conta a duração da gravidez, aumenta proporcionalmente ao número de cigarros fumados durante o último trimestre (Lieberman, Gremy, Lang, & Cohen, 1994). Fumar durante a gravidez pode ter maiores consequências para as mulheres mais velhas (Backe, 1993).

O mecanismo pelo qual o tabaco afecta o bem-estar da criança não é totalmente compreendido. Dos 4000 produtos que compõem o tabaco, sabe-se que a nicotina e o monóxido de carbono (que reduz as concentrações de oxigénio transportado no sangue) limitam cronicamente o fornecimento de oxigénio ao útero e impedem o desenvolvimento normal do feto (Mainous & Hueston, 1994).

Petridou e colegas (1990) sugerem uma ligação direta entre o tabagismo e a redução dos níveis de estrogénio na mãe. O estrogénio promove o crescimento do feto e a sua redução durante a gravidez limitaria o desenvolvimento do bebé. Por último, de acordo com (Ellard, Johnstone, Prescott, Ji-Xian, & Jian-Hua, 1996), as fumadoras ganham menos peso do que as não fumadoras durante a gravidez.

I.2.3. As consequências do baixo peso à nascença

O baixo peso à nascença está associado a um aumento da morbilidade e da mortalidade, a uma imunidade enfraquecida e a um fraco desenvolvimento dos recém-nascidos e das crianças (Bukenya, Barnes, & Nwokolo, 1991). Para as crianças nascidas a termo com peso entre 2.000 e 2.500 gramas, o risco de morte neonatal é quatro vezes superior ao das crianças com peso entre 2.500 e 3.000 gramas e dez vezes superior ao das crianças com peso entre 3.000 e 3.500 gramas à nascença. Nos países pobres, onde existe uma elevada percentagem de mortes neonatais, o atraso no crescimento intrauterino é a principal causa. Embora a associação entre o baixo peso à nascença e o aumento da mortalidade infantil seja forte apenas no período neonatal precoce, estende-se para além deste período (Ashworth, 1998).

Além disso, o baixo peso à nascença aumenta o risco de diarreia e pneumonia nas crianças em causa durante vários meses, especialmente nos países pobres.

Este risco é duas a três vezes superior ao das crianças com peso normal à nascença (Fonseca et al., 1996). O peso à nascença é um importante fator de previsão do peso e da altura mais tarde na vida. De facto, as crianças que nascem com atraso de crescimento intrauterino não atingem o peso e a altura normais durante a infância (Mason JB, Hunt J, 1999). Entre os 17 e os 19 anos de idade, as crianças que nascem com baixo peso devido a um atraso de crescimento intrauterino pesam menos 5 kg e são 5 cm mais baixas do que as que nascem com peso normal. Estas diferenças observam-se tanto nos países pobres como nos países desenvolvidos (Albertsson-Wikland & Karlberg, 1994).

Alguns estudos que avaliaram os efeitos do atraso de crescimento intrauterino sobre o desenvolvimento das funções mentais das crianças em causa mostraram que estas apresentam um risco elevado de disfunção neurológica, nomeadamente quando provêm de famílias pobres. Esta condição está associada a problemas de comportamento (falta de jeito, falta de atenção) e a um fraco desempenho escolar (Goldenberg, Hoffman, & Cliver, 1998).

Além disso, várias funções imunitárias estão enfraquecidas nas crianças com atraso de crescimento intrauterino. A extensão deste fenómeno aumenta com o grau de atraso do crescimento fetal. Esta anomalia da função imunitária mantém-se durante toda a infância (Cater J, 1994). Estudos demonstraram que esta situação persiste e é observada na idade adulta, com baixas concentrações de Imunoglobulina E levando a uma redução das defesas imunitárias e a um aumento do risco de infeção (Godfrey et al., 1994).

Existem associações claras entre o atraso do crescimento fetal e a pressão arterial, a diabetes não insulino-dependente, as doenças cardiovasculares e o cancro na idade adulta. De facto, uma ingestão nutricional inadequada durante as fases críticas da gravidez e da primeira infância aumenta o risco de doenças crónicas na idade adulta (Popkin, 1998).

Segunda parte: Considerações práticas

CAPÍTULO II. MATERIAIS E MÉTODO

II.1. MATERIAL

II.1.1. Enquadramento do estudo

II.1.1.1. Localização geográfica

O Hospital Geral de Referência de Kamina está situado na capital da província de Haut-Lomami, na República Democrática do Congo.

É limitado em ambos os lados por :

- O aeródromo a norte, não muito longe do distrito de RVA;
- A estrada de Kaniama é paralela à linha de caminho de ferro, não muito longe do distrito 14;
- A Igreja Nova Apostólica e a clínica SNCC a leste;
- A igreja kimbanguista e a sua escola, a oeste.

II.1.1.2. Capacidade

O hospital geral de referência de Kamina tem uma capacidade de 120 camas, repartidas entre os serviços tradicionais (ginecologia-obstetrícia, cirurgia, medicina interna e pediatria).

A maternidade objeto do presente estudo tem uma capacidade de 27 camas, das quais 18 camas na grande sala comum, 3 camas em três quartos privados (1 cama por quarto) e 6 camas em duas salas comuns (3 camas por capítulo).

II.1.1.3. Organização administrativa

Apesar de alguns dos serviços abaixo indicados já não estarem operacionais
O hospital geral de referência de Kamina tem atualmente quatro sectores principais:

a) Serviços internos
- Medicina interna ;
- Cirurgia ;
- Pediatria ;
- Maternidade ;
- Emergências ;

- Ginecologia e obstetrícia ;
- Isolamento.

b) Serviços técnicos médicos

- Bloco operatório ;
- Banco de sangue ;
- Sala de entrega técnica.

c) Serviços administrativos

- Gestor administrativo ;
- Secretariado;
- Receção.

d) Serviços externos

- Consultas médicas ;
- Laboratório;
- Radiologia ;
- Farmácia ;
- Consultas pré-natais

II.1.1.4. Recursos humanos para a maternidade

11 enfermeiras de diferentes níveis e qualificações estão afectadas à maternidade de a HGR/Kamina. A sua repartição é a seguinte:

- 4 enfermeiras parteiras de nível A3 ;
- 2 parteiras de nível A2 ;
- 1 enfermeiro polivalente de nível A1 e
- 4 matronas.

Os 13 médicos do hospital, todos eles clínicos gerais, trabalham num sistema de rotatividade estabelecido pela direção do hospital.

gestão (permanente e de permanência).

II.1.1.5. Pacientes que frequentam a maternidade do HGR/Kamina

A maternidade do HGR/Kamina é a maior e mais antiga maternidade de referência da cidade. Recebe todos os casos, tanto simples como complexos, da região. A sua situação geográfica (quase no centro da cidade de Kamina), a disponibilidade de pessoal qualificado, nomeadamente de médicos e de um bloco operatório, fazem dela uma das maternidades mais concorridas da cidade de Kamina.

Contém um centro PMI (saúde materno-infantil) onde são efectuadas consultas pré e pós-natais.

II.2. MÉTODO

II.2.1. Tipo e período de estudo

Trata-se de um estudo de caso-controlo aninhado num estudo transversal, abrangendo mães e crianças nascidas durante o período de dezembro de 2022 a julho de 2023.

O estudo transversal permitiu-nos determinar a frequência do baixo peso à nascença e as caraterísticas fetomaternas. O estudo de caso-controlo permitiu determinar os factores de risco do baixo peso à nascença.

II.2.2. População e amostra do estudo

A população abrangida por este estudo foi constituída por todos os recém-nascidos vivos durante o período das nossas investigações, nascidos de uma gravidez monofetal e registados na maternidade do hospital geral de referência de Kamina.

II.2.3. Definição de um processo e de uma testemunha

Um caso foi definido como qualquer recém-nascido cujo peso à nascença era estritamente inferior a 2500 g, medido com uma aproximação de 10 gramas numa balança mecânica SECA para bebés. Um controlo foi definido como qualquer recém-nascido cujo peso à nascença era superior a 2500g. Cada caso foi emparelhado no mesmo local de inquérito com quatro recém-nascidos do mesmo sexo e idade (até 24 horas) nascidos de termo e com peso igual ou superior a 2500 g.

II.2.4. Técnica de recolha de dados

Para recolher os dados, utilizámos entrevistas apoiadas por um questionário cuidadosamente concebido e pré-estabelecido. O questionário foi aplicado na maternidade, na língua da mãe (swahili ou francês), 48 horas após o parto.

II.2.5. Plano de tratamento e análise de dados

Os dados foram recolhidos com recurso à ferramenta ODK geo-collect e analisados com recurso ao software SPSS (Statistical Package for Social Sciences) versão 20.0. Foram efectuadas sucessivamente análises estatísticas descritivas e analíticas. O teste do Qui-

Quadrado (P) foi utilizado para testar a dependência entre o FPN (variável dependente) e as restantes variáveis independentes. O nível de significância foi de $P<0,05$. O Odds ratio (OR) e o seu intervalo de confiança a 95% (IC 95%) foram calculados para determinar a associação entre as variáveis aleatórias.

Para ajustar as associações entre a ocorrência de BPN (variável dependente) e as variáveis sociodemográficas, factores nutricionais, dados socioeconómicos, patologias durante a gravidez, hábitos tóxicos e determinantes distais (variáveis selecionadas com base no critério de $p < 0,2$), foi utilizada a regressão logística pelo método stepwise de Wald.

II.2.6. Critérios de seleção

- ***Critérios de inclusão***

Para este estudo, incluímos dois grupos de crianças:

- Para o grupo de casos, foram incluídos todos os recém-nascidos com peso < 2500g, admitidos e que permaneceram no HGR/Kamina durante o período recordatório (período de estudo).
- Para o grupo de controlo, incluímos todos os recém-nascidos com peso ≥ 2500g, admitidos e que permaneceram no HGR/Kamina durante o período recordatório (período de estudo).

- ***Critérios de exclusão***

Foram incluídos no estudo todos os recém-nascidos internados ou não no HGR/Kamina e que receberam alta contra orientação médica. Também foram excluídos do estudo os natimortos e os recém-nascidos cujas mães eram provenientes de outra cidade ou se recusaram a participar do estudo.

II.2.7. Variáveis selecionadas

Variável dependente

-Peso à nascença

Variáveis independentes

IV.1.1. Caraterísticas sócio-demográficas da mãe :

- Idade da mãe
- Estado civil

- Religião
- Instrução da mãe
- Situação profissional da mãe
- Atividade assalariada

IV.1.2. História obstétrica

- Gestão
- Paridade
- Idade gestacional

IV.1.3. Tratamento da mãe no domicílio, desejo e acompanhamento da mulher gorda

- Tratamento da mãe no agregado familiar
- Desejo de um grande sucesso
- Acompanhamento da gravidez
- O poder de decisão da mãe
- Contribuição da mãe para as despesas do agregado familiar

IV.1.4. profilaxia

- Tomar medicamentos para prevenir a malária durante a gravidez
- Utilização regular do mosquiteiro
- Vacinação contra o tétano durante a gravidez

IV.1.5. morbilidade materna

- Doença
- Hospitalização da mãe durante a gravidez

IV.1.6. Hábito tóxico da mãe, condições de vida, perceção dos hábitos alimentares

- Tabagismo passivo da mãe
- Tirar água no terceiro trimestre de gravidez
- Trabalhar nos campos durante a gravidez
- Perceção da quantidade e qualidade dos alimentos

IV.1.7. Caraterísticas dos recém-nascidos

- Tipo de gravidez
- Método de entrega
- Género
- Malformações
- Desenvolvimento infantil

II.2.8. Considerações éticas

Antes da realização das medições antropométricas e de outros parâmetros do estudo, tivemos o cuidado de explicar o objetivo do nosso estudo; para tal, fizemos questão de explicar a cada parturiente selecionada que os resultados seriam utilizados apenas para fins científicos. Assim, foi obtido o consentimento informado oral. A participação no estudo foi, portanto, voluntária. Por razões de respeito pela personalidade de todas as participantes neste estudo, mantivemos o anonimato.

II.2.9. Limitações do estudo e dificuldades encontradas

Este estudo teria sido mais relevante se também tivesse analisado os resultados de uma criança com BPN. Seria ainda útil repetir outros estudos de grande escala com amostras de maior dimensão (cidade, província, etc.).

Ao longo do nosso estudo, deparámo-nos com as seguintes dificuldades:

- A falta de recursos financeiros e o apoio dos pais e de terceiros permitiram-nos ultrapassar esta dificuldade.
- A eletricidade foi cortada quando estávamos a trabalhar no projeto; para contornar este problema, tivemos de procurar um local onde houvesse um gerador.
- Inadequação dos dados nas fichas de acompanhamento de algumas mulheres, o que dificultou a avaliação da sua variação de peso durante a gravidez, pelo que fomos obrigados a eliminar do nosso estudo a variável variação de peso durante a gravidez.
- A ausência de certos elementos relativos aos recém-nascidos nos registos de nascimento (APGAR); fomos obrigados a eliminar a variável APGAR.
- Algumas mulheres recusaram-se a responder às perguntas; para contornar esta dificuldade, fomos obrigados a dar várias explicações para as convencer; se a recusa persistisse, éramos obrigados a excluí-las do estudo;

CAPÍTULO III. RESULTADOS

III.1. Análises univariadas

III.1. Frequência de baixo peso à nascença

Peso à nascença	Números	Percentagem
<2500g	19	14,28
≥2500g	114	85,71
Total	**133**	**100,0**

Os resultados deste estudo mostram que, de um total de 133 nascimentos registados no hospital geral de referência de Kamina entre dezembro de 2022 e julho de 2023, foram registados 19 nascimentos com baixo peso, o que representa uma frequência de 14,28%.

III.1.1. Caraterísticas sócio-demográficas da mãe

Tabela II. Distribuição dos casos segundo a idade da mãe, o estado civil, a religião, a escolaridade da mãe, a situação profissional da mãe e a atividade assalariada

Caraterísticas sócio-demográficas da mãe	Número (n=19)	Percentagem
Idade da mãe		
<20 e >35 anos	8	42,1
20-35 anos	11	57,9
Estado civil		
Solteiro	7	36,8
Casado	12	63,2
Religião		
Não	5	26,3
cristão	13	68,4
Mulher muçulmana	1	5,3
Instrução da mãe		
Não instruído	15	78,9
Educado	4	21,1
Situação profissional da mãe		
Inativo	15	78,9
Ativo	4	21,1
Atividade assalariada		
Não	16	84,2
Sim	3	15,8

O estudo mostrou que a maioria das mães de crianças FNF (58,9%) tem entre 20 e 35 anos; 63,2% delas são casadas; 68,4% são cristãs; 78,9% não têm instrução; 78,9% estão desempregadas e 84,2% não exercem atividade remunerada.

III.1.2. História obstétrica

Tabela III. Distribuição dos casos de acordo com a gestividade, paridade e idade gestacional

História obstétrica	Número (n=19)	Percentagem
Gestão		
Primigeste	7	36,8
Multigeste	12	63,2
Paridade		
Primimare	8	42,1
Multipare	11	57,9
Idade gestacional		
≤37 SA	14	73,7
>37 SA	5	26,3

Esta tabela mostra que a maioria das mães de crianças com BPN, ou seja, 63,2%, era multigestacional; 57,9% eram multíparas e 73,7% tinham dado à luz prematuramente.

III.1.3. Tratamento da mãe no domicílio, desejo e acompanhamento da mulher gorda

Tabela IV. Distribuição dos casos de acordo com o tratamento da mãe no domicílio, desejo e acompanhamento da gravidez

Parâmetros estudados	Número (n=19)	Percentagem
Tratamento da mãe no agregado familiar		
Mau	11	57,9
Bom	8	42,1
Desejo de engravidar		
Não	13	68,4
Sim	6	31,6
Acompanhamento da gravidez		
Não	5	26,3
Sim	14	73,7

A tabela acima mostra que quase 57,9% das mães de recém-nascidos com BPN sofreram maus-tratos no domicílio; 68,4% não desejavam a gravidez e 73,7% das suas gravidezes foram monitorizadas.

III.1.4. profilaxia

Tabela V. Distribuição dos casos de acordo com o uso de medicação para prevenir a malária durante a gravidez, uso regular de redes mosquiteiras e vacinação contra o tétano durante a gravidez

Profilaxia	Número (n=19)	Percentagem
Tomar medicamentos para prevenir a malária durante a gravidez		
Não	3	15,8
Sim	16	84,2
Utilização regular do mosquiteiro durante a gravidez		
Não	11	57,9
Sim	8	42,1
Vacinação contra o tétano durante a gravidez		
Não	4	21,1
Sim	15	78,9

Esta tabela mostra que 84,2% das mães que deram à luz um bebé com BPN tomaram medicação para prevenir a malária durante a gravidez; 57,9% não usaram regularmente redes mosquiteiras durante a gravidez e 78,9% foram vacinadas contra o tétano durante a gravidez.

III.1.5. morbilidade materna

Tabela VI. Distribuição dos casos de acordo com a doença e hospitalização da mãe durante a gravidez
gravidez

Morbilidade materna	Número (n=19)	Percentagem
Doença da mãe durante a gravidez		
Sim	17	89,5
Não	2	10,5
Hospitalização da mãe durante a gravidez		
Sim	14	73,7
Não	5	26,3

Os resultados desta tabela levam-nos a afirmar que 89,5% das mães de crianças com BPN tiveram uma doença durante a gravidez; 73,7% foram mesmo hospitalizadas.

III.1.6. Hábito tóxico da mãe, condições de vida, perceção dos hábitos alimentares

Tabela VII. Distribuição dos casos de acordo com o tabagismo passivo da mãe, hábito de beber água durante o terceiro trimestre de gravidez, trabalho no campo durante a gravidez, perceção da quantidade e qualidade dos alimentos

Parâmetros estudados	Número (n=19)	Percentagem
Tabagismo passivo da mãe		
Sim	16	84,2
Não	3	15,8
Tirar água no terceiro trimestre de gravidez		
Sim	15	78,9
Não	4	21,1
Trabalhar nos campos durante a gravidez		
Sim	14	73,7
Não	5	26,3
Perceção de quantidade de alimentos		
Insuficiente	1	5,3
Suficiente	18	94,7
Perceção de alimentos de qualidade		
Não satisfatório	15	78,9
Satisfatório	4	21,1

A tabela acima mostra que a maioria das mães de crianças da FNF, ou seja, 84,2%, eram fumadoras passivas; 78,9% tinham o hábito de ir buscar água no terceiro trimestre de gravidez; 73,7% faziam trabalho no campo; 94,7% disseram que a quantidade da sua alimentação era suficiente e 78,9% disseram que a qualidade da sua alimentação era insatisfatória.

III.1.7. Caraterísticas dos recém-nascidos

Tabela VIII. Distribuição dos casos de acordo com o tipo de gravidez, modo de parto o sexo, as anomalias malformativas e o desenvolvimento da criança

Caraterísticas dos recém-nascidos	Número (n=19)	Percentagem
Tipos de gravidez		
Gémeos	1	5,3
Monofetal	18	94,7
Método de entrega		
Cesariana	3	15,8
Pista baixa	16	84,2
Género		
Feminino	2	10,5
Masculino	17	89,5
Malformações		
Sim	1	5,3
Não	18	94,7
Desenvolvimento infantil		
Falecido	1	5,3
Vivant	18	94,7

No que respeita às caraterísticas do recém-nascido, esta tabela mostra que 94,7% das mães de crianças com BPN tiveram um parto único; 89,5% tiveram um parto vaginal. A maioria das crianças com BPN (89,5%) era do sexo masculino; 94,7% não apresentavam malformações e 94,7% estavam vivas na altura do nosso inquérito.

III.1.8. Análise bivariada

Tabela IX. Relação entre FPN e idade materna, estado civil e religião da mãe

Caraterísticas sociodemográfico	*Caso*	*Testemunhas*	OR [IC95%]	P
Idade da mãe	n= 19	n=76		
<20 e >35 anos	8 (42,1%)	21 (27,6%)	1,905 [0,673-5,390]	0,220
20-35 anos de idade	11 (57,9%)	55 (72,4%)		
Estado civil				
Individual	7 (36,8%)	17 (22,4%)	2,025 [0,690-5,944]	0,194
Casado	12 (63,2%)	59 (77,6%)		
Religião				
Não	5 (26,3%)	11 (14,5%)	1,818[0,537-6,154]	0,332
cristão	13 (68,4%)	52 (68,4%)	1	
Mulher muçulmana	1 (5,3%)	13 (17,1%)	0,307[0,036-270]	0,253

Esta tabela mostra que a idade materna (OR=1,905 [0,673-5,390]; p=0,22), o estado civil (OR=2,025 [0,690-5,944]; p=0,19) e a religião materna (OR=1,818 [0,537-6,154]; p=0,33) têm uma associação não significativa com o baixo peso à nascença.

Tabela X. Relação entre o FPN e a escolaridade da mãe; situação profissional do a mãe e a atividade assalariada

Caraterísticas sócio-demográfico	*Casos*	*Controlos*	OR [IC 95%]	P
Instrução da mãe	n= 19	n=76		
Não investigado	15 (78,9%)	47 (61,8%)	2,314 [0,700-7,652]	0,161
Educado	4 (21,1%)	29 (38,2%)		
Situação profissional da mãe				
Inativo	15 (78,9%)	41 (53,9%)	3,201 [0,972-10,540]	0,050
Ativo	4 (21,1%)	35 (46,1%)		
Atividade assalariada				
Não	16 (84,2%)	61 (80,3%)	1,311 [0,338-5,091]	0,695
Sim	3 (15,8%)	15 (19,7%)		

Nesta tabela, verifica-se que a escolaridade da mãe (OR=2,314 [0,700-7,652]; p=0,16), a situação profissional da mãe (OR=3,201 [0,972-10,540]; p=0,05) e a atividade assalariada da mãe (OR=1,311 [0,338-5,091]; p=0,69) não se associaram significativamente ao BPN.

Tabela XI. Relação entre FPN e idade gestacional e paridade

História obstétrica	*Casos*	*Controlos*	OR [IC95%]	P
Gestão	n= 19	n=76		
Primigeste	7 (36,8%)	19 (25,0%)	1,750 [0,602-5,087]	0,300
Multigeste	12 (63,2%)	57 (75,0%)		
Paridade				
Primimare	8 (42,1%)	19 (25,0%)	2,182 [0,765-6,224]	0,139
Multipare	11 (57,9%)	57 (75,0%)		
Idade gestacional				
≤37 SA	14 (73,7%)	56 (73,7%)	1,000 [0,319-3,132]	1,000
>37 SA	5 (26,3%)	20 (26,3%)		

Em relação aos antecedentes obstétricos, foi encontrada associação não significativa entre idade gestacional (OR=1,750 [.602-5,087]; p=0,3); paridade (OR=2,182 [0,765-6,224]; p=0,1) e idade gestacional (OR=1,000 [0,319-3,132]; p=1,00) e BPN.

Quadro XII. Relação entre o FNB e o poder de decisão da mãe e a contribuição da mãe para as despesas do agregado familiar

Parâmetros estudados		*Casos*	*Controlos*	OR [IC95%]	P
		n= 19	n=76		
A decisão da mãe sobre como gastar o seu rendimento pessoal					
	Não	6 (31,6%)	22 (28,9%)	1,133 [0,382-3,359]	0,822
	Sim	13 (68,4%)	54 (71,1%)		
A contribuição da mãe para despesas correntes do agregado familiar					
	Não	9 (47,4%)	50 (65,8%)	0,468 [0,169-1,295]	0,139
	Sim	10 (52,6%)	26 (34,2%)		
A decisão da mãe sobre a saúde dos filhos					
	Não	6 (31,6%)	14 (18,4%)	2,044 [0,662-6,314]	0,208
	Sim	13 (68,4%)	62 (81,6%)		
A decisão da mãe sobre o planeamento familiar					
	Não	6 (31,6%)	15 (19,7%)	1,877 [0,612-5,754]	0,266
	Sim	13 (68,4%)	61 (80,3%)		
A decisão da mãe sobre a refeição do dia					
	Não	3 (15,8%)	14 (18,4%)	0,830 [0,213-3,244]	0,789
	Sim	16 (84,2%)	62 (81,6%)		

Analisando esta tabela, verifica-se que a decisão da mãe em gastar o seu rendimento pessoal (OR=1,133 [0,382-3,359]; p=0,82); a decisão da mãe sobre a saúde das crianças (OR=2,044 [0,662-6,314]; p=0,2); a decisão da mãe sobre o planeamento familiar (OR=1,877 [0,612-5,754]; p=0,26) tiveram uma associação estatisticamente não significativa com o BPN.

Tabela XIII. Relação entre a FPN e o tratamento da mãe no domicílio e o desejo de engravidar

Tratamento da mãe no agregado familiar e desejo de gravidez	*Casos*	*Controlos*	OR [IC95%]	P
Tratamento da mãe no agregado familiar	n= 19	n=76		
Mau	11 (57,9%)	14 (18,4%)	6,089 [2,069-17,926]	<0,001
Bom	8 (42,1%)	62 (81,6%)		
Considerações sobre a mãe no agregado familiar				
Errado	8 (42,1%)	32 (42,1%)	1,000 [0,361-2,768]	1,000
Bom	11 (57,9%)	44 (57,9%)		
Desejo de engravidar				
Não	13 (68,4%)	9 (11,8%)	16,130 [4,89-53,104]	<0,001
Sim	6 (31,6%)	67 (88,2%)		

A tabela acima mostra que o mau tratamento da mãe no domicílio (OR=6,089 [2,069-17,926]; p=0,00) e não querer a gravidez (OR=16,130 [4,899- 53,104]; p=0,00) foram estatisticamente associados ao BPN.

Tabela XIV. Relação entre FPN e seguimento da última gravidez e profilaxia

Seguimento da última gravidez e profilaxia	*Casos*	*Controlos*	OR [IC95%]	P
Acompanhamento da gravidez	n= 19	n=76		
Não	5 (26,3%)	21 (27,6%)	0,935 [,300-2,919]	0,908
Sim	14 (73,7%)	55 (72,4%)		
Tomar comprimidos ou xarope de ferro durante a gravidez				
Não	3 (15,8%)	12 (15,8%)	1,000 [0,252-3,970]	1,000
Sim	16 (84,2%)	64 (84,2%)		
Tomar medicamentos para prevenir a malária durante a gravidez				
Não	3 (15,8%)	10 (13,2%)	1,238[0,305-5,024]	0,765
Sim	16 (84,2%)	66 (86,8%)		
Utilização regular do mosquiteiro durante a gravidez				
Não	11 (57,9%)	5 (6,6%)	19,525 [5,400-70,592]	0,000
Sim	8 (42,1%)	71 (93,4%)		
Vacinação contra o tétano durante a gravidez				
Não	4 (21,1%)	23 (30,3%)	0,614 [0,184-2,054]	0,426
Sim	15 (78,9%)	53 (69,7%)		

Esta tabela mostra que a não utilização regular de uma rede mosquiteira durante a gravidez (OR=19,525 [5,400-70,592]; p=0,00) foi associada ao BPN. Foi encontrada uma associação não estatisticamente significativa entre tomar comprimidos ou xarope de ferro durante a gravidez (OR=1,000 [0,252-3,970]; p=1,00); tomar medicação para prevenir a malária durante a gravidez (OR=1,238 [0,305-5,024]; p=0,76) e o BPN.

Tabela XV. Relação entre o BPN e o repouso durante a última gravidez e a morbilidade materna

Repouso durante a última gravidez e morbilidade materna	*Casos*	*Controlos*	OR [IC95%]	P
Parar de trabalhar durante a gravidez	n= 19	n=76		
Não	11 (57,9%)	22 (28,9%)	3,375 [1,197-9,519]	0,018
Sim	8 (42,1%)	54 (71,1%)		
Dispensa das tarefas domésticas durante a gravidez				
Não	8 (42,1%)	24 (31,6%)	1,576 [0,562-4,419]	0,385
Sim	11 (57,9%)	52 (68,4%)		
Doença da mãe durante a gravidez				
Sim	17 (89,5%)	22 (28,9%)	20,864 [4,443-97,980]	0,000
Não	2 (10,5%)	54 (71,1%)		
Hospitalização da mãe durante a gravidez				
Sim	14 (73,7%)	10 (13,2%)	18,480 [5,463-62,509]	0,000
Não	5 (26,3%)	66 (86,8%)		

A partir desta tabela, podemos afirmar que existe uma associação significativa entre o BPN e a não interrupção do trabalho durante a gravidez (OR=3,375 [1,197- 9,519]; p=0,01), a doença da mãe (20,864 [4,443-97,980]; p=0,00) e o internamento da mãe durante a gravidez (OR=18,480 [5,463-62,509]; p=0,00).

Tabela XVI. Relação entre o PFN e as condições socioeconómicas do agregado familiar

Condições socioeconómicas do agregado familiar	*Casos*	*Controlos*	OR [IC95%]	P
Dimensão do agregado familiar	n= 19	n=76		
<5 pessoas	13 (68,4%)	64 (84,2%)	0,406 [,129-1,279]	0,116
≥5 pessoas	6 (31,6%)	12 (15,8%)		
Nível socioeconómico				
Baixa	6	27	0,838 [,286-2,455]	0,747
Elevado	13	49		

Esta tabela mostra que a dimensão do agregado familiar (OR=0,406 [0,129- 1,279]; p=0,11) e o nível socioeconómico do agregado familiar (OR=0,838 [0,286-2,455]; p=0,74) não têm associação significativa com o BPN.

Tabela XVII. Relação entre o RPF e os padrões de consumo alimentar Padrões de

consumo alimentação	*Casos*	*Controlos*	OR [IC95%]	P
Número de refeições	n= 19	n=76		
≤ 2 refeições	12 (63,2%)	54 (71,1%)	0,698 [0,243-2,007]	0,504
> 2 refeições	7 (36,8%)	22 (28,9%)		
Petiscar durante a gravidez				
Não	8 (42,1%)	43 (56,6%)	0,558 [0,202-1,544]	0,258
Sim	11 (57,9%)	33 (43,4%)		
Consumo de argila durante a gravidez				
Sim	3 (15,8%)	8 (10,5%)	1,594 [0,380-6,689]	0,521
Não	16 (84,2%)	68 (89,5%)		

Uma análise desta tabela mostra que o BPN tem uma associação não significativa com o consumo de argila durante a gravidez (OR=1,594 [0,380- 6,689]; p=0,52).

Tabela XVIII. Relação entre BPN e atividades durante a gestação e hábitos tóxicos

Actividades durante o gravidez e hábitos tóxicos	*Casos*	*Controlos*	OR [IC95%]	P
Tabagismo passivo da mãe	n= 19	n=76		
Sim	16 (84,2%)	26 (34,2%)	10,25 [2,737-38,434]	<0,001
Não	3 (15,8%)	50 (65,8%)		
Tirar água no terceiro trimestre de gravidez				
Sim	15 (78,9%)	67 (88,2%)	0,504 [0,137-1,856]	0,296
Não	4 (21,1%)	9 (11,8%)		
Trabalhar nos campos durante a gravidez				
Sim	14 (73,7%)	56 (73,7%)	1,000 [0,319-3,132]	1,000
Não	5 (26,3%)	20 (26,3%)		

Os resultados desta tabela mostram uma associação estatisticamente significativa entre o BPN e o tabagismo passivo materno (10,256 [2,737-38,434]; p=0,00). Foi encontrada uma associação não significativa entre o trabalho rural durante a gravidez (OR=1,000 [0,319-3,132]; p=1,00) e o BPN.

Tabela XIX. Relação entre a FPN e a perceção da dieta

Perceção dos alimentos

	Casos	*Controlos*	OR [IC95%]	P
	n= 19	n=76		
Perceção de quantidade				
Insuficiente	1 (5,3%)	11 (14,5%)	0,328 [,040-2,715]	0,280
Suficiente	18 (94,7%)	65 (85,5%)		
Perceção de qualidade				
Não satisfatório	8 (42,1%)	28 (36,8%)	1,247 [,448-3,468]	0,672
Satisfatório	11 (57,9%)	48 (63,2%)		
Perceção de variedade				
Uma grande variedade	15 (78,9%)	19 (25,0%)	11,250 [3,32-38,06]	0000
Não é suficientemente variado	4 (21,1%)	57 (75,0%)		

Esta tabela mostra que existe uma associação estatisticamente significativa entre a FPN e a perceção de uma dieta variada (OR=11,250 [3,32-38,06]; p=0,00).

Tabela XX. Relação entre o BPN e as caraterísticas do recém-nascido

Caraterísticas dos recém-nascidos	*Casos*	*Controlos*	OR [IC95%]	P
Tipo de gravidez	n= 19	n=76		
Gémeos	1 (5,3%)	1 (1,3%)	4,167 [0,249-69,843]	0,284
Monofetal	18 (94,7%)	75 (98,7%)		
Método de entrega				
Cesariana	3 (15,8%)	9 (11,8%)	1,396 [0,339-5,751]	0,643
Pista baixa	16 (84,2%)	67 (88,2%)		
Género				
Feminino	2 (10,5%)	19 (25,0%)	0,353 [0,075-1,670]	0,174
Masculino	17 (89,5%)	57 (75,0%)		
Malformações				
Sim	1 (5,3%)	1 (1,3%)	4,167 [0,249-69,843]	0,284
Não	18 (94,7%)	75 (98,7%)		
Desenvolvimento infantil				
Falecido	1 (5,3%)	1 (1,3%)	4,167 [0,249-69,843]	0,284
Vivant	18 (94,7%)	75 (98,7%)		

Esta tabela mostra que a gravidez gemelar (OR=4,167 [0,249-69,843]; p=0,2); o parto por cesariana (OR=1,396 [0,339-5,751]; p=0,6), anomalias malformativas à nascença (OR=4,167 [0,249-69,843]; p=0,28) e desfecho da criança (OR=4,167 [0,249-69,843]; p=0,29) não foram significativamente associados ao BPN.

III.1.9. Análise multivariada por regressão logística

Tabela XXI. Regressão logística das diferentes variáveis explicativas do baixo peso à nascença

Factores que explicam o baixo peso de nascimento	B	E.S.	Wald	pa	Exp(B)	IC para Exp(B) 95,0% Inferior r	Superior ur
Sem desejo de engravidar	3,488	1,161	9,023	0,003	32,736	3,361	318,829
Hospitalização durante a gravidez	5,192	1,457	12,707	0,000	179,877	10,354	3124,88
Tabagismo passivo da mãe durante a gravidez	3,580	1,300	7,584	0,006	35,869	2,807	458,398
Constante	-5,104	1,524	11,222	0,001	,006		

Legenda: B: coeficiente de regressão; **S.E**: erro padrão do coeficiente de regressão; **Wald**: teste de Wald; **pa**: valor de p ajustado; **Exp(B)**: Odds Ratio ajustado, **IC para Exp(B)**: intervalo de confiança para Exp(B).

Após ajuste por regressão logística, os factores de risco para o baixo peso à nascença foram a gravidez indesejada (ORa=32,736; IC95%= [3,361-318,829]; pa=0,003) ; hospitalização durante a gravidez (ORa=179,877; IC95%= [10,354- 10,354]; pa=0,00) e tabagismo passivo da mãe durante a gravidez (ORa=35,869; IC95%= [2,807-458,398]; pa=0,006).

CAPÍTULO IV. DISCUSSÃO

O baixo peso à nascença é atualmente um verdadeiro problema de saúde pública, cuja frequência varia entre os países desenvolvidos e os países em desenvolvimento. Já foram realizados vários estudos sobre o assunto nos EUA, na Europa, na Ásia, em África, na RDC e até na província de Haut-Lomami, que é a nossa área de investigação.

IV.1. Frequência do FPN

Os resultados deste estudo mostram que, de um total de 133 nascimentos registados no hospital geral de referência de Kamina entre dezembro de 2022 e julho de 2023, foram registados 19 nascimentos com baixo peso à nascença, o que representa uma frequência de 14,28%. Também em Kamina, um estudo semelhante foi realizado num ambiente semi-rural por Bwana KI et al (2010). Este estudo registou uma prevalência de BPN de 14,3%. Estudos semelhantes também foram realizados noutras cidades da República Democrática do Congo, como o realizado em Lubumbashi por Makinko IP et al. que revelou uma frequência de NPF de 13,0% (Makinko IP et al., 2016). A frequência da FPN no nosso ambiente de estudo é semelhante à encontrada nos Camarões pelo MIAFFO SL, onde foi estimada em 13,13% (MIAFFO SL, 2008). Contrariamente a um estudo realizado na República Federal Islâmica das Comores por Ghani H et al (2015), sobre a etiologia do baixo peso à nascença na República Federal Islâmica das Comores, a frequência de BPN foi estimada em 6%, ou seja, uma frequência muito inferior à encontrada no nosso ambiente de estudo. Esta diferença pode ser explicada pelo facto de o nosso estudo ter sido realizado num ambiente urbano-rural caracterizado por um baixo nível socioeconómico que conduz à insegurança alimentar. Isto prova que o BPN no nosso ambiente de estudo é um grave problema de saúde pública.

IV.2. Caraterísticas sócio-demográficas das mães e do BPN

A maioria das mães de crianças com BPN (58,9%) tinha entre 20 e 35 anos; 63,2% delas eram casadas; 68,4% eram cristãs; 78,9% não tinham instrução; 78,9% estavam desempregadas e 84,2% não exerciam atividade remunerada. A idade da mãe (<20 e >35 anos) e a religião tiveram uma associação não significativa com o baixo peso à nascença. Embora Bwana KI et al. tenham encontrado uma associação significativa entre o BPN e a idade materna inferior a 18 anos (OR=7,62, IC=3,46-16,8) e superior a 35 anos (OR=2,04; IC=0,91-4,46) (Bwana KI et al., 2010), não somos os primeiros a encontrar uma associação não significativa entre o BPN e a idade materna. Numerosos outros estudos sublinharam o facto de a idade materna, por si só, não explicar o baixo peso à nascença. Seguindo o exemplo de Ghani H et al, (2015) no seu estudo realizado na República Federal Islâmica das Comores, onde a idade materna não se correlacionou com o peso do recém-nascido (R=0,09).

O estado civil da mãe (solteira) também não foi significativamente associado ao BPN. Contrariamente aos resultados encontrados por outros investigadores, o facto de ser solteira pode influenciar de uma forma ou de outra o estado de peso à nascença da criança, porque muitas vezes o facto de a mãe viver sozinha significa que terá de trabalhar arduamente para garantir a sua sobrevivência; esta situação torna-a mais vulnerável a trabalhos forçados, trabalhos rurais ou outras actividades físicas que podem ter repercussões no estado de peso à nascença da criança. Num estudo realizado em Lubumbashi por Makinko IP et al. o estado civil da mãe foi (OR ajustado=7,1 [1,2-28,6]) uma das caraterísticas maternas associadas ao BPN (Makinko IP et al., 2016).

IV.3. História obstétrica e BPN

Em relação à história obstétrica, foi encontrada associação não significativa entre gestação (primigesta), paridade (primípara) e idade gestacional (≤37 SA) e BPN. Essa observação pode ser explicada pelo fato de que primigestas e primíparas frequentam as consultas de pré-natal (assim como as multigestas e multíparas que se julgam veteranas), onde recebem educação em saúde e acompanhamento adequado de suas gestações. Pode também dizer-se que quanto mais uma mulher concebe pela primeira vez, mais o marido e os familiares a tratam como uma princesa; esta situação pode poupar a futura mãe ao stress e à ansiedade, que são também, na maioria dos casos, factores que favorecem o baixo peso à nascença e o nascimento prematuro. Esta observação não é a mesma que a relatada por Kabore Patrick, et al. onde as primíparas tinham (OR=2,8) vezes mais probabilidades de ter um bebé com baixo peso à nascença (Kabore P, et al., 2007).

IV.4. Tratamento da mãe no agregado familiar, gravidez de desejo e FPN

O mau tratamento da mãe no agregado familiar e a gravidez não desejada têm sido estatisticamente associados ao BPN. No que respeita à relação entre o BPN e a gravidez não desejada, vários estudos mostram que até 80% das mulheres que não queriam engravidar sofrem de depressão psicológica, que pode ter consequências graves quando ocorre durante a gravidez (Unicef, 2016). As mulheres grávidas deprimidas tendem a comer menos e a dormir menos. Também tendem a envolver-se menos no acompanhamento médico da gravidez e a cumprir menos as recomendações do médico (O'Hara, 2009). Nos casos mais graves, as mulheres deprimidas correm o risco de se magoarem a si próprias e têm tendências suicidas. As mulheres grávidas deprimidas têm maior probabilidade de ter um aumento de peso inadequado e de se sentirem mais stressadas do que as mulheres grávidas sem ou com poucos sintomas depressivos (Marcus, 2009). De acordo com Dombrowski & Schatz, quando não tratada, a depressão materna está frequentemente associada a complicações médicas na mãe e/ou no recém-nascido (aumento de cesarianas, baixo peso à nascença ou pequeno perímetro cefálico, menores valores de Apgar, prematuridade, internamentos mais frequentes em neonatologia) (Dombrowski & Schatz, 2008). Alguns autores, como Teixeira, Fisk e Glover, referem que a depressão provoca alterações neuroendócrinas maternas e alterações da pressão sanguínea no útero, que contribuem para o nascimento prematuro, o atraso do crescimento intrauterino e a pré-eclampsia (Teixeira, Fisk e Glover, 1999).

IV.5. Profilaxia e NPF

Este estudo mostrou que a não utilização regular de um mosquiteiro durante a gravidez foi estatisticamente significativa em relação ao BPN. Esta associação pode ser explicada pelo facto de a não utilização regular de um mosquiteiro expor a mãe à malária, que é um dos principais factores de risco para o BPN. Foram efectuados estudos sobre este assunto. De acordo com a análise de Samuel N. nos Camarões, o autor encontrou uma associação significativa entre o BPN e a não utilização de mosquiteiro (OR=6,2%; $p<0,05$); indicou também que o risco de ter um bebé com baixo peso à nascença era 14,8 vezes mais elevado nas mães que contraíram malária durante a gravidez do que nas que não contraíram (Samuel N., 2019).

IV.6. Repouso durante a última gravidez e morbilidade materna

À luz deste estudo, podemos dizer que as mães que não pararam de trabalhar durante a gravidez correm o risco de ter um bebé com BPN. Este facto é de esperar, uma vez que vários estudos demonstraram que as mulheres que trabalham durante a gravidez correm o risco de ter complicações na gravidez. No entanto, certas condições de trabalho são reconhecidas como um risco para a gravidez: trabalho de pé, transporte de cargas, trabalho em máquinas industriais e posições de trabalho incómodas. Um estudo holandês que acompanhou 4680 mulheres entre 2002 e 2006 mostrou que as mulheres grávidas que trabalhavam deram à luz bebés com menos peso (Snijder CA et al., 2006).

Da mesma forma, as mães que desenvolvem uma doença durante a gravidez correm o risco de ter um recém-nascido com BPN; na mesma linha, dizemos que a hospitalização da mãe durante a gravidez expõe 18,480 [5,463-62,509]; p=0,00 mães ao BPN. Estudos anteriores também mostraram uma associação significativa entre o BPN e a doença materna. MIAFFO SL (2008), no seu estudo sobre os factores de risco e o prognóstico dos casos de baixo peso à nascença no hospital ginecológico-obstétrico e pediátrico de Yaoundé (Camarões). As patologias maternas, como a malária e as infecções urogenitais, foram significativamente associadas ao BPN, $p<0,1$.

IV.7. Actividades durante a gravidez e tabagismo passivo

Os resultados deste estudo mostram que o tabagismo passivo da mãe a expõe ao BPN 10,256 [2,737-38,434]; p=0,00. Foi encontrada uma associação não significativa entre o trabalho no campo durante a gravidez (OR=1,000 [0,319-3,132]; p=1,00) e o BPN. Embora o mecanismo de ação do tabaco sobre o bem-estar da criança ainda não esteja estabelecido, sabe-se que a passagem da nicotina e, especificamente, do seu metabolito "nicotina" através da barreira placentária tem efeitos nocivos sobre o feto e o nascituro através da redução do consumo de oxigénio. Foram efectuados mais estudos em vários países para investigar a contribuição do tabagismo para o baixo peso à nascença; de acordo com Mainous & Hueston, (1994), Aaronson & Macnee (1991) e Wu Wen et al (1990), o tabagismo contribui para o baixo peso à nascença causando atraso no crescimento intrauterino (risco duas a três vezes maior nos fumadores) e, em grau variável, prematuridade (risco 1,2 a 1,5 vezes maior). Nos recém-nascidos de baixo peso, os autores demonstraram que o tabagismo provoca uma variação do peso à nascença de, pelo menos, 150 a 200 gramas (Kline et al., 1987) e 153 gramas (Frank et al., 1994). De acordo com um estudo recente publicado por Thibert C. (2017), quanto mais a mãe fuma ou fica ao lado de um fumador, mais o bebé sofre. Os resultados do autor mostram não só que uma pequena exposição ao tabaco altera o peso à nascença, mas também que esta redução se acentua à medida que aumenta a exposição tabágica da mãe durante a gravidez. Assim, se a mãe tivesse fumado entre 1 e 4 cigarros ou fosse fumadora passiva, a perda de peso à nascença era de 228g. Segundo um estudo espanhol, mais de metade das mulheres grávidas não fumadoras estão expostas ao tabagismo passivo. Segundo o autor, quanto mais as mulheres grávidas não fumadoras estiverem expostas ao cigarro, maior será a concentração de nicotina na urina e maior será o risco para o feto. A exposição ao fumo do tabaco aumenta o risco de atraso no crescimento fetal, no desenvolvimento neurológico e cognitivo, mas também um risco acrescido de morte súbita à nascença (Juan U, 2018).

Foi igualmente demonstrado que os efeitos nocivos do tabaco sobre o peso do recém-nascido são proporcionais ao número de cigarros fumados (Hebel et al., 1988). O risco de baixo peso à nascença, tendo em conta a duração da gravidez, aumenta proporcionalmente ao número de cigarros fumados durante o último trimestre (Lieberman et al., 1994). Backe (1993) referiu em 1993 que fumar durante a gravidez poderia ter consequências mais graves para as mulheres mais velhas.

CONCLUSÃO E SUGESTÕES

No final deste estudo de caso-controlo sobre os factores de risco de baixo peso à nascença no hospital geral de referência de Kamina durante um período de dezembro de 2022 a julho de 2023. Verificou-se que, de um total de 133 nascimentos registados no hospital geral de referência de Kamina de dezembro de 2019 a julho de 2020, foram registados 19 nascimentos com baixo peso à nascença, ou seja, uma frequência de 14,28%.

A análise bivariada mostrou uma associação significativa entre o baixo peso à nascença e os maus tratos da mãe no agregado familiar (OR=6,089 [2,069-17,926]; p=0,00); não querer engravidar (OR=16,130 [4,899-53,104]; p=0,00); não usar regularmente rede mosquiteira durante a gravidez (OR=19,525 [5,400-70,592]; p=0,00) ; não parar de trabalhar durante a gravidez (OR=3,375 [1,197- 9,519]; p=0,01); doença durante a gravidez (OR=20,864 [4,443-97,980]; p=0,00); hospitalização da mãe durante a gravidez (OR=18,480 [5,463-62,509]; p=0,00); tabagismo passivo da mãe durante a gravidez (OR=10,256 [2,737-38,434]; p=0,00); perceção de uma dieta variada (OR=11,250 [3,325-38,069]; p=0,00).

No entanto, o estudo mostrou que a gravidez gemelar (OR=4,167 [0,249- 69,843]; p=0,2), o parto por cesariana (OR=1,396 [0,339-5,751]; p=0,6), anomalias malformativas à nascença (OR=4,167 [0,249-69,843]; p=0,28) e resultado da criança (OR=4,167 [0,249-69,843]; p=0,29) não foram significativamente associados ao BPN.

Após o ajustamento do Odds ratio, os factores de risco para o baixo peso à nascença foram a gravidez não planeada (ORa=32,736 [3,361-318,829]; pa=0,003); a hospitalização durante a gravidez (ORa=179,877 [10,354-10,354]; pa=0,00) e o tabagismo passivo da mãe durante a gravidez (ORa=35,869 [2,807-458,398]; pa=0,006).

Tendo em conta o que precede, não podemos concluir este trabalho sem apresentar sugestões que, se forem seguidas, poderão contribuir para reduzir a frequência do BPN no nosso meio de estudo. Estas sugestões são dirigidas às autoridades políticas e administrativas, aos profissionais de saúde, às mulheres e aos futuros investigadores.

1. As autoridades políticas e administrativas são convidadas a :

- Melhorar as condições de vida da população, a fim de combater os baixos níveis socioeconómicos;
- Organizar actividades de IEC/BCC sobre a importância dos exames pré-natais;

- Aplicar a legislação laboral (licenças, proibição de fumar no local de trabalho, etc.) para proteger a saúde das mulheres grávidas;
- Apoiar a formação contínua do pessoal de saúde.

2. ***Recorda-se ao pessoal de saúde que :***

- Educar as mulheres grávidas sobre os factores de risco do BPN,
- Educar as mães durante as sessões de ANC sobre a dieta das mulheres grávidas e a profilaxia,

e comportamentos saudáveis para as mulheres grávidas;

- Estar em condições de diagnosticar precocemente quaisquer patologias que possam comprometer o

saúde da mãe e do feto.

3. ***As mulheres e o público em geral são aconselhados a :***

- Evitar a exposição a substâncias tóxicas (tabagismo passivo e ativo, alcoolismo) durante a gravidez
- Adotar o planeamento familiar para evitar gravidezes não desejadas;
- Uma alimentação correta e equilibrada pode ter um impacto positivo no peso das crianças à nascença;
- Deixar de trabalhar, especialmente no terceiro trimestre de gravidez
- Pôr em prática as medidas propostas pelos profissionais de saúde sobre os comportamentos saudáveis que as mulheres grávidas devem adotar;
- Seguir o CPN proposto pelo serviço de saúde;
- Utilização regular de REMILDs;
- Os maridos devem tratar bem as suas mulheres durante a gravidez.

4. ***Os futuros investigadores são aconselhados a :***

- Aprofundar este estudo através da realização de outros estudos em grande escala numa amostra alargada.

REFERÊNCIAS

Aaronson, L. S., & Macnee, C. L. (1991). Consumo de tabaco, álcool e cafeína durante a gravidez. *Journal of Obstetric, Gynecologic, and Neonatal Nursing : JOGNN / NAACOG, 18*(4), 279-287.

Backe, B. (1993). Tabagismo e idade materna. Effect on birthweight and risk for small-for-gestational age births. *Ata Obstetricia et Gynecologica Scandinavica, 72*(3), 172-176.

Barker DJ & Daum, R. S., Fridkin, S. K., Gorwitz, R. J. (2006). Consequências para o adulto da restrição do crescimento fetal. Clin Obstet Gynecol. 2006 Jun;49(2):270-83. [PubMed] [Google Scholar]

Bwana KI, Kilolo NU, Kabamba NM e Kalenga MK (2010). Factores de risco para o baixo peso à nascença em Kamina semi-rural, República Democrática do Congo [PubMed] [Google Scholar]

Cécile Thibert (2017). O tabagismo passivo afecta mais de metade das mulheres grávidas

Dombrowski, M. P., & Schatz, M. (2008). ACOG practice bulletin: clinical management guidelines for obstetrician-gynecologists number 90, February 2008: asthma in pregnancy. *Obstetrics and Gynecology, 111*(2 Pt 1), 457-464.

Eloundou Estash (2006). Factores de risco que agravam a morbilidade e a mortalidade neonatal no Hospital Gineco-Obstétrico e Pediátrico de Yaoundé. Faculdade de Medicina e Ciências Biomédicas, Universidade de Yaoundé I. **[FubFacts| Google Scholar]**.

Fatima Beddek e Dabis, F., Cousens, S., Some, A., Mertens (2013). Factores relacionados com o baixo peso à nascença na EHS En Gynécologie Obstétrique de Sidi Bel Abbes (Ouest de L'Algérie). [**FubFacts| Google Scholar**].

Frank, P., Mcnamee, R., Hannaford, P. C., & Kay, C. R. (1994). Effect of changes in maternal smoking habits in early pregnancy on infant birth weight, 57-59.

Ghani H e Khang'Mate, F., Mwembo Tambwe A Nkoy (2015). Etiologia do baixo peso à nascença na República Federal Islâmica das Comores. [FubFacts| **Google Scholar**].

Hebel, J. R., Fox, N. L., & Sexton, M. (1988). Dose-resposta do peso à nascença a várias medidas de tabagismo materno durante a gravidez. *Journal of Clinical Epidemiology*, *41*(5), 483-489.

Juan urrekoetxea (2018). Exposição ao fumo do tabaco e aumento do risco de restrição do crescimento fetal.

Kabamba NM e Mukeng KC, Malonga KF, Kabyla KB, Luboya NO (2015). Modelo preditivo de baixo peso à nascença em Lubumbashi. Vol. 2, No. 2 [**RMSP| Google Scholar**].

Kabore Patrick, Philippe Donnen, M. D.-W. (2007). Factores de risco obstétricos para o baixo peso à nascença a termo nas zonas rurais do Sahel. Santé Publique. 19:489-497. [PubMed] [Google Scholar]

Kalanda (2007). Factores de risco para o baixo peso à nascença em relação ao estado antropométrico materno. MALAWI. [**FubFacts| Google Scholar**].

Kermisch Céline (2011). Le concept risque : De l'épistémologie à l'éthique, Lavoisier. ISBN 9782743013219.

Kline, J., Stein, Z., & Hutzler, M. (1987). alcohol and marijuana: Varying associations with birth weight, 44-51.

Léger J. (2006). L'enfant né petit pour l'âge gestationnel: sa croissance, son devenir. Médecine thérapeutique/ pédiatrie. 9(4):242-250. **PubMed| Google Scholar.**

Lieberman, E., Gremy, I., Lang, J. M., & Cohen, A. P. (1994). Low birthweight at term and the timing of fetal exposure to maternal smoking. *American Journal of Public Health*, *84*(7), 1127-1131.

Lynda MIAFFO SOKENG (2008). Factores de risco e prognóstico dos casos de baixo peso à nascença no hospital ginecológico-obstétrico e pediátrico de Yaoundé (Camarões) [**PubFacts| Google Scholar**].

Mainous, A., & Hueston, W. J. (1994). Passive smoke and low birth weight: Evidence of a threshold effect, 875-878.

Marcus, S. M. (2009). Depressão durante a gravidez: taxas, riscos e consequências--Motherisk Update 2008. Jornal Canadiano de Farmacologia Clínica = Journal Canadien de Pharmacologie Clinique, 16(1), e15-e22.

Milabyo (2006). Prevalência de baixo peso à nascença em Maniema. RDC [Google Scholar].

O'Hara, M. W. (2009). Postpartum depression: What we know (Depressão pós-parto: O que sabemos). *Journal of Clinical Psychology*.

OMS (2010). Relatório mundial sobre o baixo peso à nascença.

ONU (2009). Baixo peso à nascença na América.

Organização Mundial da Saúde (2013). *Glossário*. Genebra: Edição da OMS.

Paul Makinko Ilunga e Koontz, A. M., Hogue, C. J., & Berendes, (2016). Frequência e prognóstico neonatal precoce do baixo peso à nascença em Lubumbashi, República Democrática do Congo [Google Scholar].

Samuel N. (2019). Associação entre a malária e o baixo peso à nascença. Camarões.

Snijder CA e Leventhal, J. M., Weile, B., & Berget, A. (2006). Physically demanding work, fetal growth and the risk or adverse brith outcomes. The Generation R Study, Occupational Environmental. Medecin, 69:543-550.

Teixeira, J. M., Fisk, N. M., & Glover, V. (1999). Associação entre ansiedade materna na gravidez e aumento do índice de resistência da artéria uterina: estudo de coorte. *BMJ (Clinical Research Ed.)*, *318*(7177), 153-157.

UNICEF (2004). Fundo das Nações Unidas para a Infância. Nova Iorque: UNICEF (2004). Nascimento de crianças pequenas.

UNICEF (2006). Baixo peso à nascença (Nutrition Policy Paper 18) [Google Scholar].

Unicef (2017). Nascimentos múltiplos: Tendências e comportamentos. Relatórios de saúde. (3):223-250 [PubMed] [Google Scholar]

OMS (2005). Definições e recomendações. Classificação estatística internacional de doenças. 9ª revisão.

Organização Mundial de Saúde. Genebra: OMS (2005). Estimativas por país, regionais e globais. [Google Scholar].

Wu Wen, S., Goldenberg, R., Hoffman, H., Clivers, Davis, R., & Dubard, M. (1990). Tabagismo, idade materna, crescimento fetal e idade gestacional no parto, 53-58.

APÊNDICES: Formulário de recolha de dados

I. Número de identificação :

I.1. Caraterísticas sócio-demográficas das mulheres

1. Idade : / / / anos
2. Idade da gravidez :
3. Estado civil: 1.solteiro 2.casado em união de facto ou monogâmico 3.poligâmico 4.viúvo, divorciado, separado / /.
4. Se for polígamo, grau da esposa: / /
5. Religião: 0 Nenhuma 1 Muçulmana 2 Católica 3 Protestante 4 Outra ____________________
6. Nível de ensino: 0 Nenhum 1 Primário/alfabetizado 2 Secundário I 3 Secundário II 4 Superior
7. Situação profissional : 1.ativo 2.inativo / /

Se estiver empregado: - assalariado: 1.sim 2.não / /

Tipo de emprego: 1.gestor 2.proprietário/gestor 3.trabalhador por conta própria 4.empregado/trabalhador qualificado 5.operário e outros / /.

8. Tamanho em cm :
9. Perímetro braquial em cm :

I.2. Caraterísticas sócio-demográficas do marido

10. Idade : / / / anos
11. Nível de ensino: 0 Nenhum 1 Primário/alfabetizado 2 Secundário I 3 Secundário II 4 Superior
12. Situação profissional: 1.empregado2 .desempregado / / Se empregado: - Assalariado: 1.sim 2.não / / - Assalariado: 1.sim 2.não / / - Assalariado: 1.sim 2.não / / - Assalariado: 1.sim 2.não

Tipo de emprego: 1.gestor 2.proprietário/gestor 3.trabalhador por conta própria 4.empregado/trabalhador qualificado 5.operário e outros / /.

I.3. Estatuto da mulher

a. Rendimento pessoal

13. Decide sozinho(a) como gastar o seu rendimento pessoal? 1 Sim 2 Não 3 Apenas parcialmente / /

14. Quanto do seu rendimento pessoal é gasto nas despesas correntes do agregado familiar? 1. Nada ou muito pouco 2. menos de metade 3. Metade 4. Mais de metade 5. Tudo ou quase tudo / /

b. A decisão da mulher

15. Para cada uma das seguintes situações, é possível :

1. Decidir por si próprio 2. Participar na decisão 3. Não ter voto na decisão

- saúde pessoal / / - compras importantes para o agregado familiar / / - saúde
- saúde das crianças / / - compras quotidianas do agregado familiar / /
- planeamento familiar / / - visitar familiares, amigos, parentes / /
- refeição do dia / /

c. Maus tratamentos

16. Alguma vez foi **maltratado** no seu agregado familiar? 1. sim 2. não

Em caso afirmativo, trata-se de abuso verbal? 1. sim 2. não

17. Trata-se de maus tratos físicos? 1. sim 2. não

18. De um modo geral, no seu agregado familiar, diria que é respeitado/considerado/tratado das seguintes formas?

1. bom 2.médio3 .não muito bom

I.4. Seguimento da última gravidez

19. Desejava esta gravidez 1-Sim 2-Não

20. Presença de um diário de bordo 1-Sim 2-Não

Registar as datas dos CPN (ou estimar os meses se não houver um diário) e as alterações de peso durante a gravidez

:

ère1 CPN Data: /_________/___/___ème/ / / /, / /_kg 2 FNC Data: / / /________/____________/

_____________________ème/ Peso da mulher: / / /, / / kg 3 ANC Data: / / / / /, / / kg_________/

_____________________/___ème/ / / /, / / kg 4 Data ANC: / / / / /, / / kg___________/_____

______/_________________ème/ / / / /, / / / kg 5 ANC Data: /////, / / kg________/____________/

_____________________/ Peso da mulher: / / / /, / /_kg

I.5. Profilaxia durante a última gravidez

a. Anemia :

21. Tomou comprimidos ou xarope de ferro durante a gravidez? 1-Sim 2-Não Se sim: - de que PNC? (anotar o número do PNC) / / - de que PNC?

22. Tomou-a regularmente até ao fim da gravidez? 1-Sim 2-Não / ///

Em caso negativo: - número estimado de dias abrangidos / / / / /

- motivo da interrupção :

b. Malária :

23. Durante a sua gravidez, tomou algum medicamento para prevenir a malária? 1-Sim, 2-Não / /

1-Fansidar 2- Cloroquina 3-Amodiaquina/Flavoquina 4-Quinina 5- Desconhecido 6- Outro / Se outro, especificar :

- em que dosagem? ____________________ A dosagem está de acordo com as recomendações? 1- Sim, 2-Não/ /
- de que CPN? (anotar o número do CPN) / /
- tomou-os regularmente até ao fim da gravidez? 1-Sim 2-Não / /.
- Em caso negativo: - número estimado de dias de proteção / / / / /
- motivo da interrupção :

24. Dormiu debaixo de um mosquiteiro durante a gravidez? 1-Sim, 2-Não / / Se sim: - este mosquiteiro estava impregnado? 1-Sim, 2-Não / / - este mosquiteiro estava impregnado?

25.

O período chuvoso foi coberto? 1-Sim, 2-Não / /

c. Vacina contra o tétano :

26. Recebeu a vacina contra o tétano durante a sua última gravidez? 1-Sim, 2-Não

- quantas injecções recebeu durante a gravidez? / /

d. Repouso: Durante a sua última gravidez, a senhora :

27. Deixou de trabalhar? 1-Sim, 2-Não, 8-Não trabalha / / Se sim, quando é que começou a trabalhar?

mês ? / /

28. Foi dispensado das tarefas domésticas? 1-Sim, 2-Não, 8-Não tem tarefas / / Se sim, a partir de que mês? / / Se não, a partir de que mês?

29. Esteve doente durante a gravidez? 1-Sim 2-Não

Em caso afirmativo, de que problema(s) de saúde sofre?

30. Foi hospitalizada durante a gravidez? 1-Sim 2-Não Em caso afirmativo, de que problema(s)

de saúde padecia? Hipertensão

Eclampsia Placenta prévia Hemorragia Malária Diabetes Sífilis Anemia

Infeção por VIH Infecções urogenitais Outras (especificar) :

II. Antecedentes ginecológicos e obstétricos

1. Com que idade teve a sua primeira gravidez? / / / anos
2. Gestité / / Parité / / Quantos abortos já teve? (espontâneos) / / /
3. Quantos meses há entre esta criança e o seu irmão ou irmã mais velho(a)? / / /meses
4. Historial: 1.baixo peso à nascença SIM NÃO 2. TENSÃO ARTERIAL ELEVADA SIM NÃO

III. Condições socioeconómicas do agregado familiar

5. Composição: Número total de pessoas que vivem habitualmente no agregado familiar: / / / /
6. Habitação: Telhado: 1.lata/betão 2.palha/palha 3.outro : ______ Chão: 1.terra batida/areia

2.cimento bruto 3.cimento revestido (ladrilhos) Eletricidade na habitação: 1.SIM 2.NÃO / / /

Água potável: 1.torneira em casa 2.torneira no quintal 3.fonte pública 4.outra :

7. Tipo de sanita: 1.sanita com autoclismo 2.sanita melhorada 3.sanita simples 4.outra :

Instalação partilhada? 1.SIM 2. NÃO / /

8. Bens possuídos: (indicar o número de cada bem incluído no total dos bens possuídos)

agregado familiar)

- Rádios / / - Frigoríficos / / Se for frigorífico, guarda os seus alimentos nele? 1. SIM 2.NÃO
- Televisores / / - Outros grandes electrodomésticos (congelador, etc.) / / - Outros grandes electrodomésticos (congelador, etc.) / / - Outros
- Bicicletas / / - Motociclos / / - Automóveis (ou outros veículos de 4 rodas) / / - Outros

9. Energia para cozinhar: 1.madeira 2.carvão vegetal 3.eletricidade 4.outra : __________

III. Padrões de consumo alimentar

10. Quantos pratos/ refeições costuma fazer por dia / /?
11. A que horas do dia? 1. manhã 2. tarde Meio-dia 4. Noite 8. outro : ________________
12. Quantas destas refeições são tomadas em casa? / /
13. Durante a gravidez, alterou o número de refeições por dia? 1. sim 2. não / /
14. Em caso afirmativo, número de refeições por dia (em geral) durante cada trimestre:Q1 : / / Q2 : / / Q3 : / /
15. Costuma comer fora das refeições principais (snacking)? 1. sim 2. não Se sim, 1.

regularmente: número de vezes por semana / / /

2. ocasionalmente: número de vezes por mês / / / /

16. Durante a gravidez, alterou o seu comportamento alimentar? 1. sim 2. não / / Se sim, indique para cada trimestre: 1. mais 2. o mesmo 3. menos 4. pára O mesmo 3. menos 4. pára Q1 : / / Q2 : / /__ Q3 : / /

17. Utilizou argila (regularmente) durante a gravidez? 1. sim 2. não

18. Há pessoas à sua volta (em casa, no trabalho) que fumam regularmente?

1. sim 2.não

Em caso afirmativo, com que frequência fumaram ao seu lado durante a gravidez? 1. sim 2. não / /.

19. Durante a gravidez, sobretudo no terceiro trimestre, tem o hábito de ir buscar água?

1. Sim 2.não / / se sim, a que distância da sua casa / /

20. Durante a gravidez, especialmente no terceiro trimestre, costuma ir fazer o trabalho?

rural 1. sim 2.não / /

21.

IV. Conhecimentos/percepções sobre os alimentos

22. Em termos de quantidade, diria normalmente que a sua dieta é: 1. suficiente 2. insuficiente / /
Se

Qual é a razão para isso? 1. dinheiro 2.disponibilidade 4.dieta 8.outro :

23. Durante a sua gravidez, em termos de quantidade, diria que a sua alimentação foi: 1. suficiente 2. insuficiente / /

Se for insuficiente, qual é a razão para isso? 1. dinheiro 2.disponibilidade 4.dieta 8.outro :

24. Em termos de variedade, diria normalmente que a sua alimentação é: 1. muito variada 2. pouco variada

bastante variado / /

Se a resposta for 2, qual é a razão para isso? 1. dinheiro 2. disponibilidade 3. dieta 4. falta d e conhecimentos 5. outra :

25. Durante a sua gravidez, em termos de variedade, a sua alimentação foi: 1. bastante variada 2. pouco variada / /

Se a resposta for 2, qual é a razão para tal? 1. dinheiro 2. disponibilidade 4. dieta 5. falta d e conhecimentos 6. outra :

26. Para cada um dos seguintes tipos de alimentos, acha que tem :

Normalmente durante a gravidez

- açúcar 1.demasiado 2. O correto 3. Não é suficiente / / / / /
- gordo 1.demasiado 2. Exatamente 3. Não é suficiente / / / / /
- sal 1.demasiado 2. O correto 3. Não é suficiente / / / / /
- carnes 1.demasiado 2. Na medida certa 3. Não é suficiente / / / / /

- peixe 1.demasiado 2. O correto 3. Não é suficiente / ////
- fruta/legumes 1. demasiado 2. Na medida certa 3. Não é suficiente / ///
- leite/queijo 1.demasiado 2. O suficiente 3. Não é suficiente / ////
- faixas 1.um pouco demais 2. Exatamente 3. Não é suficiente / ////
- batatas 1.demasiado 2. Na medida certa 3. Não é suficiente / ////
- ovo 1.demasiado 2. O ideal 3. Não é suficiente / ////

V. Caraterísticas dos recém-nascidos

27. Tipo de gravidez: gémeos monofoetais
28. Modo de parto: parto vaginal, cesariana
29. Data: hora: local :
30. APGAR: bom deprimido indeterminado
31. Medidas: peso à nascença (em gramas): altura (em cm) :

Perímetro craniano (em cm): perímetro torácico (em cm): perímetro braquial (em cm) :

32. Sexo : M F
33. Malformações: presentes ausentes tipo (forma) :
34. Imaturidade evidente: sim não
35. Exame à chegada: peso: temperatura :

Coloração: azul amarelo pálido cinzento rosa eritrósico Tonalidade: hipotonia quadriflexão

Ritmo respiratório: eupneico poli ou taquipneico

36. Método de criação :

Zona de acolhimento: perto da mãe incubadora

Alimentação: leite artificial leite materno aleitamento forçado

37. Produto recebido: vit $_{K1}$ antibiótico ferro outras vitaminas (especificar) :
38. Evolução : vivo falecido

Se falecido: hora: idade: causa: **Nome e apelido do entrevistador: Data :**

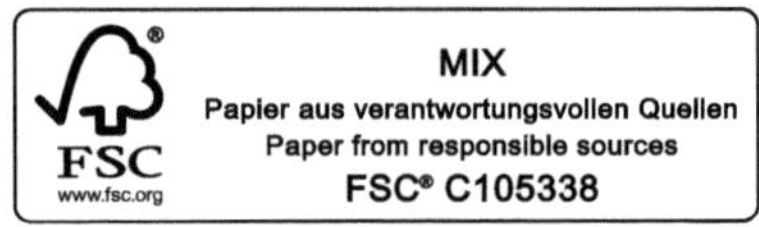

Printed by Books on Demand GmbH, Norderstedt / Germany